U0236673

协和临床教学
从新手到能手

主　编　张抒扬　张　勤

中国协和医科大学出版社
北　京

图书在版编目（CIP）数据

协和临床教学：从新手到能手 / 张抒扬，张勤主编. —北京：中国协和医科大学出版社，2023.6

ISBN 978-7-5679-2154-2

Ⅰ.①协⋯ Ⅱ.①张⋯②张 Ⅲ.①临床医学－教学研究 Ⅳ.①R4

中国国家版本馆CIP数据核字（2023）第017586号

协和临床教学——从新手到能手

主　　编：	张抒扬　张　勤
责任编辑：	沈冰冰　胡安霞
封面设计：	许晓晨
责任校对：	张　麓
责任印制：	张　岱

出版发行：**中国协和医科大学出版社**
（北京市东城区东单三条9号　邮编100730　电话010-65260431）

网　　址：www.pumcp.com

经　　销：新华书店总店北京发行所

印　　刷：北京联兴盛业印刷股份有限公司

开　　本：710mm×1000mm　　1/16

印　　张：12.75

字　　数：230千字

版　　次：2023年6月第1版

印　　次：2023年6月第1次印刷

定　　价：108.00元

ISBN 978-7-5679-2154-2

编者名单

主　　编　张抒扬　张　勤

副 主 编　李　玥　罗林枝　朱惠娟

编　　者　（按姓氏汉语拼音排序）

常　晓　陈　适　胡　亚　黄晓明　焦　洋　景　泉

李　玥　李乃适　李晓青　梁乃新　刘继海　罗林枝

魏怡真　杨莹韵　张　迪　张　勤　张抒扬　朱晨雨

朱惠娟

学术秘书　王春耀　魏怡真

序

　　"协和的大夫都是'熏'出来的"。百年协和，立院为国，立医为民，立学为真，在一个世纪的上下求索，锐意进取中，一位又一位协和先辈在临床、教学、科研和管理中，怀救苦之心、做苍生大医，待病人如亲人，提高病人满意度，实践百年协和"严谨、求精、勤奋、奉献"精神的同时，也在潜移默化中身体力行着对年轻一代的言传身教。年轻的协和一代，则"与善人居，如入芝兰之室，与之化矣"。

　　然而，芝兰居于斗室，香难及远。"十四五"国民健康规划的提出，体现了广大人民群众对优质医疗服务的迫切需求。党的二十大报告中提出的"推进健康中国建设，把保障人民健康放在优先发展的战略位置，完善人民健康促进政策"，对新时代的临床医学教育提出了更严格的要求和更殷切的期望。

　　"协和的大夫不能只依靠'熏'"。为了将协和临床教学的优良传统广泛传播，从传统中凝练理论和方法，我们组织了一批优秀的中青年教学骨干，编写《协和临床教学——从新手到能手》一书，立足于临床医学人才培养，从临床教学理论、医学教育历史和发展、临床教学方法、临床教学评估、职业素养五个方面，总结了百年协和临床医学教育精华的同时，结合当代中西方医学教育的理念，发展先进经验和教学实践反思成果，以萃取提纯的方法，将协和百年医学教育沉淀与现代临床医学教育成果混合提炼，凝聚成型，以文字的方式呈现给众多有志于从事临床医学教育的临床医务人员和医学教育工作者。

　　希望本书的出版，可以将协和临床教学的馨香从斗室传递到更为广阔的天地，也欢迎本书的读者有机会来协和医院体会协和临床医学教育原汁原味的天然芳香。

张抒扬　张孝骞

2023年1月

前 言

　　西学东渐，肇始协和。小约翰·洛克菲勒先生曾表示："协和的主要任务是招收有前途的医学生，培养高质量的可做领跑者的医师、教员和科学家"，这一理念传承至今。

　　要培养高水平的医学专家，首先要解决"教与学"的问题。从1917年医学院开始预科招生，到1921年医院开业，协和即从世界一流医学院校延揽招聘基础医学、临床医学和护理学优秀师资，其中不乏医学大师。在协和医院百余年的发展历程中，始终秉持并践行着"重传承、重临床、重师道、重全员参与"的师资培养理念。为师之道，也是职业精神的体现。老协和的前辈们在临床教学中率先垂范，每一次门诊、会诊、查房都是无处不在的教学，如此培养出一代代精医术、有情怀的医者。撰写本书的初衷是希望将协和百年来的临床教学经验进行系统性的总结和梳理，与读者分享协和在临床教学方面的传统和创新。

　　在当今以胜任力为导向的医学教育阶段，师资培训尤为重要。每位优秀的临床医师同时也是教师，应意识到教学能力需在理念和方法上持续提升。高质量的师资带教会形成良性循环，打造重视临床教学的氛围、助力学科发展、提升创新能力。临床医学教师需掌握成人学习理论，了解新时代的学员，熟悉先进的评估工具或手段以及提供反馈的技能，深谙职业素养的理论和评价方法。

　　本书既是协和教学传统的传承，也是近年来协和对医学教育探索的凝练。书稿的编撰由协和临床教学一线、教学管理与研究的师资们共同完成，旨在与同行们共同探讨、延伸交流。期待专家、学者对本书提出宝贵的意见与建议。

编　　者

2022年12月

目　　录

第一章

成人学习理论

医学教育的变革，无论是课程改革，还是教育教学方法、考核评价方法等的改革，都是由当时的教育学理论、社会条件、医学职业的价值和经历决定的，其中教育学理论是影响医学教育变革的一个重要的因素。近几十年来，对高等医学教育影响最大的教育学理论毫无疑问就是成人学习理论（adult learning theory）。无论是以器官系统为基础的课程（organ-system based curriculum）、还是以问题为基础的学习（problem-based learning，PBL）以及形成性评价（formative assessment），背后支撑的教育学理论都是成人学习理论。尤其是临床阶段的教学，由于学生已经掌握一定的基础知识并且具有一定的与临床相关经历，在教学中运用成人学习理论进行教学方法的设计，能够更好地促进学生的学习。

第一节　成人学习理论概述

一、成人学习理论的概念及发展形成过程

成人学习理论是由美国教育学家、"成人教育学之父"马尔科姆·诺尔斯（Malcolm Knowles）提出来的，1935年以来，他一直从事成人教育的理论研究工作和实际教学与管理工作，曾任美国成人教育协会执行主席。

1968年，诺尔斯发表了题为"成人教育学，非儿童教育学"（Andragogy, not pedagogy）的文章，在这篇文章中，他诠释了成人学习理论的概念，即成人学习理论是成人学习的科学和艺术。所以成人学习理论可以指导所有形式的成人学习。

1970年，诺尔斯出版了《现代成人教育实践：成人教育学与儿童教育学的对照》（*The modern practice of adult education：Andragogy versus pedagogy*）一书，对

成人教育学做了全面的诠释。1980年该书再版时，诺尔斯对自己的观点进行了修正，他倾向于认为成人学习理论只是另外一种关于学习者的模式，可以与儿童教育学的理论模式同时应用，这两种模式运用的选择取决于特定的教学情景。

其后，诺尔斯在他的《成人学习者》（*The adult learner*）、《行动中的成人教育学》（*Andragogy in action*）、《一位成人教育工作者的养成》（*The making of an adult educator*）等著作中逐步形成和完善了成人学习的6个假设。

二、成人学习的6个理论假设

依据成人学习理论开展的一系列教育教学改革，其前提是承认成人学习的6个理论假设，具体如下。

1. 学习者的自我概念（the learner's self-concept） 诺尔斯认为成年人的自我概念是从依赖型人格转变成独立型人格，因此，成年人需要对他们在受教育中的决定负责，包括学习计划和考核评估。这个假设也简称为"自我假设"。

2. 学习者经验的作用（the role of the learner's experience） 不同于儿童的是，成年人积累了大量的经验，这些经验日益成为他们丰富的学习资源，能帮助他们更好地理解和学习新的知识。这个假设也简称为"经历假设"。

3. 学习的准备性（readiness to learn） 诺尔斯认为成年人的学习计划日益结合他们的社会职责。成年人的学习意愿与新的社会角色假设相关，当成年人的社会角色发生变化时，会产生强烈的学习意愿，迅速有效地去学习承担该角色应具备的知识和技能。这个假设也简称为"愿意假设"。

4. 学习的倾向性（orientation to learn） 与儿童相比成年人的学习目的出现了变化，从推迟运用知识的观念变成以直接应用为中心的观念。当成年人学习新的知识时，他希望能立刻应用知识来解决实际问题，或者说实际中的问题促成了成年人学习新的知识，而不同于儿童规划性的学习。这个假设也简称为"取向假设"。

5. 学习动机（motivation） 这一假设是诺尔斯在著作《行动中的成人教育学》中提出来的。诺尔斯认为尽管成年人对外部动机也能作出反应，如寻求更好的工作、获得职位提升或薪金的提高等，但促使成年人学习更为有力的动机是来自内部心理的主动需要（如自尊、自信、自我认识、自我实现或追求更好的生活质量等），而非外界环境的压力。当一个人成熟以后，他学习的动机来源于内在因素。这个假设也简称为"动机假设"。

6. 学习需要（the need to know） 关于学习需要，是诺尔斯在自传体著作《一位成人教育工作者的养成》中提出来的。诺尔斯认为，成年人的学习不应是盲目的,成年人在开始学习之前需要知道他为什么需要学习某个内容,而不是像儿童学习那样被动地接受教育。这个假设也简称为"需知假设"。

基于以上6个假设,成人教育(andragogy)与普通儿童教育(pedagogy)在学习者的观念、经历、何时准备好学习、学习重点、学习导向上产生了明显的区别(表1-1)。

表1-1 成人教育与普通儿童教育的区别

	成人教育(教授成年人)	普通儿童教育(教授未成年人)
学习者的观念	自主学习	依赖的
学习者的经历	学习建立的基础	很少有有价值的
个人何时准备好学习	解决真实的问题	教师和学校指导
学习重点	应用	基础知识
学习导向	今天的能力	以后需要的知识
教师的角色	指导者 促进者 顾问	权威 专家

三、成人学习的4个原则

成人学习的4个原则是诺尔斯在《行动中的成人教育学》中提出来的。这4个原则如下。

1. 成年人需要参与他们学习的计划和考核评估过程 按照成人学习的假设,在学习者的观念上成年人自主学习的意识比较强,因此,在成人学习中,学生具有较强的个人意识和个人责任感,能够自己选择学习内容、制订学习计划,对教师的依赖性较小,希望教师关于教学的任何决定都能够在与他们协商后作出。

2. 经历(包括曾经犯过的错误)提供了学习的基础 对于成人学习者,由于已经有了一定的知识储备和学习、生活经历,因此,成人已有的知识和经验与新知识、新经验结合,使成人学习更加有效。此外,在学习活动中,成人本身就可以被当作学习资源,这种资源既能为自己也可以为他人利用。因此,在成人学习中,小组讨论较单向灌输具有更好的学习效果。成年人的经历,哪怕是曾经犯过的错误,都为他未来的学习提供了基础。

3. 成年人最感兴趣的学习主题是立刻对他们工作和个人生活发生影响的内容 这是因为成年人的学习目的已经由儿童、青少年时期的以身心发展为主转变为以完成特定的社会责任、达到一定的社会期望为主。因此，成年人的学习动机会明显增强。

4. 成人学习是以问题为中心的，而不是以内容为导向的　与儿童和青少年的学习目的不同，成人学习的目的在于直接运用所学知识解决当前的社会生活问题。因此，成人学习是以问题为中心的，即便成年人接受系统的内容学习，也很容易忽略掉亟需解决的问题或任务相关性较差的内容。

以上4个原则对于我们在临床教学中运用成人学习理论进行教学设计具有重要的意义。

四、转化学习

转化学习是由美国成人教育学者杰克·麦基罗（Jack Mezirow）提出来的，他对转化学习的理论研究开始于20世纪70年代，1991年麦基罗出版了专著《成人学习的转化维度》（*Transformative dimensions of adult learning*），基本形成了转化学习的理论框架。其后，转化学习被成人学习理论界不断地关注，不断有学者加入转化学习的研究，丰富和发展着转化学习，使得转化学习逐渐发展为一门比较成熟的学科。美国成人教育学者雪伦·梅里安（Sharan Merriam）指出："在过去的10年里，相比任何其他方法，该理论可能吸引了成人教育学者更多的关注……它的影响力已经取代成人教育学而成为当前最重要的学习理论"。转化学习理论实质上是成人学习理论的延伸和发展，该理论主要受到建构主义理论、社会学理论和解放理论的影响，同时又以丰富多彩的成人学习现象为现实基础，从而形成了较为系统的理论体系。

在利用转化学习理论进行教学设计时，要考虑以下3个关键因素。

1. 经历（experience）　经历对成人学习具有十分重要的意义。一方面，经历是成人转化学习的重要经验和素材，另一方面，经历是成年人自我建构的结果。因此，经历在成年人个人能力建设和知识的转化中是一个重要的因素。这提示我们在建立一个有效的成年人学习机会时，经历是一个重要的考虑因素。学习中应该提供一套为个人设计的经历。

2. 批判性反思（critical reflection）　当成年人通过批判性反思认识到他们所经历的事情与他们一直坚持的观念不一致时，才有可能引发成人转化学习，因此，批判性反思是促进转化学习的根本动力。这提示我们一个有效的成人学习设计必须要提供思考和反思的时间。

3. 发展（development）　这涉及转化学习产生的条件基础。促使转化学习产生的条件包括内部条件和外部条件。内部条件主要是学习者自身所具备的条件和基础，包括年龄、文化程度、动机等。外部条件指宽松、允许参与、合作、探索、质疑、批判性反思的环境。在转化学习中，内部条件，即内因更为重要。为更好地激发内因的产生，一个有效的成人学习机会必须充分考虑个人的发展。

（张　勤）

第二节　成人学习理论应用于临床教学

正如第一节所言，在医学教育的临床医学教育阶段，学生已经掌握了一定的自然科学和社会科学等学习医学前必须具备的知识，学习了医学基础知识，具备了一些临床经历，他们的学习发生在以前的经历基础上。因此，利用成人学习理论进行临床教学设计，能够促进学生的有效学习，取得更好的临床教学效果。那么，在临床教学中如何有效地运用成人学习理论呢？我们将从教师、学生的职责界定，以及课程内容组织、教学方法选择、临床经历的安排和考核评价方法选择等方面来探讨。

一、教师和学生角色、职责的界定

1. 学生角色和职责的界定　进入临床阶段学习的学生无论是从年龄上，还是从前期学习情况来看都符合成人学习者的定义。按照成人学习理论4个原则之一"成人需要参与他们学习的计划和考核评估过程"，在临床教学中应该首先明确学生的职责，教师切忌简单地把学生作为知识和技能的被动接受者，规划好所有的教学行为后使其被动地学习，这样的学习效果往往是比较差的。应该把学生作为学习的主要参与者和规划者，在教师明确学习产出和提供必要指导的前提下，学生更多地参与学习计划的制订、学习材料的选择、教学方法的选择以及评估的过程。

2. 教师角色和职责的界定　在儿童和青少年时期教育中，教师是以权威者的角色存在，起到全面规划教学过程和教学内容、灌输知识和价值观的关键作用。与此不同，在成人教育中，教师更多的是发挥指导者、咨询者和促进者的作用。教师要力戒在不自觉的情况下将自己变为权威者，灌输过多的知识、技能和价值，以其地位和权力对临床学生的成人学习产生负面干扰。同时在临床教学讨论中，教师与学生分享自己的观点，以扩展彼此的视野，但是在面对不同的观点时，教师需要高度谨慎，区分"分享"与"贩卖"的区别，避免急于向学生灌输自己的观点，应引导学生进入理性对话，通过"有声思考"——讨论最终达到教学的目标（表1-2）。

表1-2 在临床教学中教师的角色和职责

角色	职 责
指导者	计划学生的临床经历；设定清晰的学习预期
促进者	询问问题；倾听学生；分享自己的思维过程；有声思维
咨询者	鼓励学生设定目标；帮助评估学习结果；鼓励新的学习目标

二、课程内容的组织

按照成人学习理论4个原则之一"成人学习是以问题为中心的，而不是以内容为导向的"，临床教师需要颠覆传统观念，重新考虑课程教学内容的组织。教师作为某一个专科的专家，在组织课程的教学内容时，倾向于系统地按照学科的理论体系进行讲授，因为从学科专家的角度来说，这样的教学能够系统地覆盖学科的知识，保证学生学习的系统全面。但是，"不幸"的是，学生作为成年人，学习是以问题为中心的，虽然教师系统地传授了学科的内容，学生在以问题为中心的前提下，依然会忽略掉一部分与自己关心的问题关系不密切的内容。

这就要求教师在组织课程的教学内容时，打破系统传授学科知识的惯性，围绕着问题组织课程的教学内容。而且由于在临床学习阶段，学生已经具备了一定的基础医学和临床医学知识基础，理想的安排是在理论授课的同时，安排相应的临床真实环境接触，学生在临床环境中产生问题、激发解决实际问题的需求，再传授相应的知识，这样的课程内容组织能起到事半功倍的效果。虽然临床教师经常会担心以问题为中心的课程内容安排使学生学习的内容不够全面，可能会有知识的遗漏。但这种担心其实是多余的，因为进入临床阶段的学生已经具有前期学习的基础，作为成年人已经具备自主学习的能力，即便有教学中未覆盖到的知识点，当学生在真实临床场景中遇上问题时，也会产生学习的需求，进行相应的学习。

在临床课程教学内容组织时，还要注意给学生留出足够的反思时间，而不是不断地用教学内容占满学生的时间。因为批判性反思是促进转化学习的根本动力，如果学生没有批判反思的时间，学习就很容易流于表层，很难将所学的知识转化为真正的临床能力。

三、教学方法的选择

在以问题为基础的学习（PBL）、以案例为基础的学习（case based learning,

CBL）、翻转课堂等教学方法改革不断涌现的今天，有时教师会迷茫于教学方法的选择。有的教师会产生传统的课堂教学是不是就已经落伍了的困惑。其实在教学方法的选择上，关键的决定因素在于考虑成人学习理论4个原则之一"成人需要参与他们学习的计划和考核评估过程"。无论何种教学方法，只要在设计上学生能够深度参与学习计划的制订，有机会表达和交换观点、深入沟通，把自己的经历带入学习，都能取得良好的效果。所以PBL教学的倡导者伍德（Wood）在列举PBL教学的12个原则时，其中一条就是"基于成人学习理论的原则"。

教学方法的选择还与课程内容的组织方式密切相关。比如PBL教学经常是以器官–系统为基础的课程组织形式的首选教学方式，而CBL教学则是以案例为基础的课程组织形式的首选教学方式。因此，临床教师在教学方法选择时应充分考虑学生的参与程度和自己所采取的教学内容组织方式，无论采取何种教学方法，只要学生能够深度参与学习计划的制订和学习过程，都能取得良好的效果。

四、临床经历的安排实践

在临床教学中，安排学生的临床实践是教学中的必然环节。但是正如临床教师所熟悉的，有些学校早期的临床经历是在技能实验室完成的，有的学校的医学生见习是在理论课结束后集中开展的，有的时候学生会抱怨在临床没有人管……那么究竟什么样的临床安排能取得良好的教学效果呢？

转化学习的3个关键点之一就是"经历"。一方面经历是成人转化学习的重要经验和素材，另一方面经历是成人自我建构的结果。转化学习要求一个有效的成人学习应该要提供与个人相关的一套经历。因此，在临床教学中，安排真实临床场景的经历（包括早期接触临床、见习、实习）对于有效的临床学习是必须的。那么，如何有效地安排学生的临床经历呢？这与学生的临床暴露程度相关。在早期接触临床和见习阶段，学生的临床经历很少，在学生实习阶段，学生已经具有一定的临床经历（中度），在住院医生规范化培训和专科医生培训阶段，学生的临床经历应该是比较充分的。在这些不同的阶段，选择学生的临床经历以及教师在其中的角色可以说是完全不同的（表1-3）。

表1-3　不同阶段学生临床经历的选择

学生所处的阶段	学生临床经历	学生学习层次	教师教学角色
早期接触临床、见习	很少	暴露	指导者 提供结构性教学 设置预期目标 提供指导 计划临床经历 选择患者
实习	中度	获得	促进者 提问 听学生的想法 分享自己的思维 有声思考——讨论
住院医师规范化培训、专科医师培训	充分	整合	顾问 帮助设立目标 帮助评估过程 交换意见 作为资源

在病房团队（ward team）为基础的临床教学安排中，一个团队有不同阶段的学生，针对不同阶段的学生教师发挥的作用也是不一致的，尤其是针对早期接触临床和见习的学生，提供结构性的教学、计划学生的临床经历、选择患者十分重要，需要临床教师花费更多的精力。这个阶段由于学生的临床经历有限，教师发挥的作用有些类似在儿童教育中的教师作为权威者的作用，这个阶段的学生在临床经历方面也处于"儿童"时代。如果这个阶段教师对学生临床经历和选择患者的规划性不足，就很容易让学生觉得在临床实践中"没有人管"。这也符合诺尔斯1980年对自己的观点的修正，即成人学习理论可以与儿童教育学的理论模式同时应用，这两种模式运用的选择取决于特定的教学情景。

五、考核评价方法的选择

近年来形成性评价（formative assessment）在临床医学教育中得到广泛的运用，这是因为成人需要知道他们努力的结果并渴望反馈。而且随着按照成人学习理论进行课程教学内容设计的不断推广，学科教学系统性降低，为了及时发现并且弥补某些临床教师担心的"知识遗漏"的问题，形成性评价就显得十分必要。形成性评价的核心就是及时发现教师教和学生学的过程中未达到教学目标的短板，及时反馈，在学习过程中加以修正。因此，在临床教学中，由于教学结构性的不断降低，除了传统的终结性评价（summative assessment）判断学生的学习目标达成度以外，应更多地引入形成性评价，加强学习过程的监控和调整。

　　成人学习理论作为近几十年来对医学教育改革影响最深远的学习理论，在临床教学各个环节的设计中的运用其实并不局限在以上几个方面，临床教师在掌握成人学习理论原则的基础上，可以在更多的教学细节中加以应用，开发出更多符合临床学生学习特点的教育教学方法，促进临床教学质量的不断提高。

（张　勤）

参 考 文 献

［1］Janet Grant. Principles of curriculum design［M］. UK：Association for the Study of Medical Education，2006：1.

［2］Knowles，M S. Andragogy，not pedagogy［J］. Adult Leadership，1968，16（10），350-352，386.

［3］马尔科姆·诺尔斯. 现代成人教育实践［M］. 蔺延梓，译. 北京：人民教育出版社，1989，42.

［4］Malcolm S. Knowles and Associates. Andragogy in action：Applying Modern Principles of Adult Learning［M］. California：Jossey-Bass Publishers，1984，12.

［5］凌玲. 诺尔斯成人教育学理论的形成脉络［J］. 中国成人教育，2013（13）：5-8.

［6］雪伦·梅里安，罗斯玛丽·凯弗瑞拉. 成人学习的综合研究与实践指导［M］. 黄健，张永，魏光丽，译. 北京：中国人民大学出版社，2011：308.

［7］刘奉越. 我国成人质变学习研究综述［J］. 成人教育学刊（人大复印报刊资料），2012（5）：3-8.

第二章

医学教育发展历史与协和教学改革

第一节　世界医学教育发展

一、医学教育的社会功能与发展

医学教育的发展深植于医学和社会的发展、知识与技术的进步过程。社会对医疗需求的变化带来医学教育实践场域的变化。医学教育理念和实践方式不断变革，如引入模拟技术与标准化病人、应用基于问题的教学模式、构建胜任力导向的教育体系等，更加重视医学人才的价值塑造和能力培养。从发展初期的口授教学到书籍、教材使用，再到课程体系的建立；从单纯的师徒式教育到规范的学校教育，医学教育的核心功能"教授医学及育人"呈现出学科化发展趋势。医学教育的核心要素，如教师、学生、课程、师生关系等内容不断细化和深化，与时俱进，但其重要性从未改变。

在医学教育初期，教学重点在于医学院校中的课程，随着学科的发展与细分，医学教育也要服从于学科发展的需求，教学方法随之不断改进。个体化教学、跨专业教育是发展的方向。医学与社会之间的关系在不断变化，医生与社会公众之间的关系也被重新定位，更加倾向于合作与共同参与的模式；社会公众对医生所掌握的知识与技能亦提出更高要求，这对医生接受的院校教育及毕业后的终身学习提出更高挑战。社会公众对疾病认知的不断提升也要求医学教育的范围不断扩展。

二、医学教育在不同历史时期的发展

（一）古代的医学教育

医学教育的发展离不开医学自身的发展，而最早关于医学的记录众说纷纭。

《卡尔曼医学教育史：昨日、今日和明日学识传承》一书建议读者从《黄帝内经》开始了解医学。中医文化源远流长，秦汉时期是中国医学学术体系建立的时期，这一时期的代表著作包括《黄帝内经》《神农本草经》和《伤寒杂病论》等，中医学的理法方药体系在这一时期逐渐确立。中国古代的医学教育分为私学教育和官学教育，私学教育包括师承授受和私人办学，官学教育包括中央官学和地方官学。师徒传承是中医学传承的重要方式之一，对师承教育产生积极的借鉴意义，对中医的延续和发展起到重要的作用。

西方医学及医学教育可追溯到古埃及时代，相关的重要资料撰写于公元前3000年至公元前1200年的莎草纸上。其中，《史密斯纸草书》（亦称为《医生秘籍》），很可能是世界上最早的外科论述专著。《埃伯斯纸草书》可能是现存最长的纸草书，其内容涵盖生理、病理等诸多医学知识。埃及医学起源于巫术和宗教，医生之间等级森严，教学训练严格，按照圣书进行，其内容涉及人体、疾病、外科器械和手术、药物等。医学训练课程包括脉象研读、病史采集、体貌观察和排泄物检查等。医生专科化已较为常见，但埃及医学至此止步不前，其概念与技能被希腊人所承袭。众多争议中目前较为公认的一个观点是医学教育的基本原则建立于公元前3000年至公元前500年。

希腊医学极大受益于埃及医学，古希腊医学发展在医学教育领域产生的影响更为深远。希波克拉底的著作是研究古希腊医学教育的主要资料来源，书籍的稀缺性迫使希腊医学采取其他传播途径，如口口相传，并通过凝练的格言警句等载体使知识更易于传播。希波克拉底的著作既包括针对专业医学人士的专业著作，又包括针对社会大众的内容，并提出沟通技巧是医学生培训的主要内容，与患者及大众沟通是医生的必备技能。在古希腊行医，不需考试，对培训时限未做具体规定。古希腊的医学教育以学生和教师的师承关系为核心。《誓言》（Oath）一书中，强调师生关系尤为重要："凡授我艺者，敬之如父母。"《医典》（Canon）一书中则提到了对医学生们的特殊期望："凡符合行医条件者，必须拥有合适的天赋秉性，接受过必要的授业指导，具备有利成长的条件、教育、勤奋和时间。"古希腊的医学教育中没有真正的课程，学习的方式包括面授、格言警句的使用和个体案例讨论。古希腊医学界并无专科分工，强调医学知识掌握的广度与深度。

（二）中世纪的医学教育

官学教育在魏晋南北朝时期已初露端倪，开始出现医学教育行为；经过隋唐的高速发展，到北宋时期达到顶峰。元朝至清朝，中医学教育分科进一步细化。中国古代的医学教育受到朝代更替的重大影响，同时也受到学术兴替和技术发明的影响。隋朝时太医署的建立，标志着官学医学教育的开始，在唐朝官学教育得到了进一步的发展，为医学理论和实践的继续发展奠定了重要基础；同时，通过兴办医学教育，形成了较完整的医学教育体系，注重普及医药及防治知识，培养医学人才。隋朝官学中的医学教育由太医署承担，太医署作为医学教育的专门主管机构。唐朝随着交通的发达和民族文化融合，推进了医药知识的传播，中外医学交流得到发展。宋朝开国承唐制，设有太医及翰林医官，但当时的太医署并无医学教育职能。官办医学教育的创立始于宋朝仁宗庆历年间，太医局作为高级医学教育机构，对学生的医学基础有一定要求。

从唐末至宋朝，我国医学界出现了学科医学专著，如外科、妇科、儿科、五官科、针灸科等。在课程设置和教学内容方面，专业基础课和专科课程已有较明确划分。北宋科学技术迅速发展，以活字印刷术、指南针及火药的发明与应用为标志，给医学书籍的传播带来重要影响。同期北方金朝的医学教育普及全国，医学分10科，医官与医学生有较高的社会地位。

古罗马帝国灭亡之后至文艺复兴运动之前的历史时期在西方医学教育史上具有重大意义，阿拉伯世界引领了这一时代的医学学术传播，阿拉伯语也成为了世界通用语。图书馆的不断涌现，医疗行业渐趋成型，使医学的学术性有所加强。医患关系、行医工作程序等被知名学者阐释。伦理道德成为备受关注的议题。另有论著阐述医生需要持续修习的内容，也可理解为现代的终身学习理念，包括逻辑学、解剖学、数学及艺术等，展现了继续教育的早期范例。公共医学知识普及，也是当时阿拉伯世界的一个特征。到11世纪初叶，阿拉伯世界的医学教育开始变得艰难，但依旧可以保持影响力。当时存在3种医学教育机构，私立医学院、半私立医学院和师徒制学校。被视为最伟大学者的阿维森纳（Avicenna）撰写的《医典》被奉为医学必读书，其中提到的医学教育把知识分为理论和实践两部分，并列出临床需遵循的原则和治疗方法。这一时代末期，医学教育在欧洲蓬勃兴起，意大利开先河，现代意义上的医学院纷纷问世。

从罗马衰亡到15世纪初，医学院得以建立并发展，产生了考试与毕业典礼等仪式。11世纪后大学兴起，对医学学术的发展发挥了极大的推动作用，广泛吸收新从业的医生承担教学工作，并加入医学院。大学医学专业的设立，是医学专业化和学术地位提升的重要里程碑。当时的医学教育偏重通过书本知识学习医学实践。大学毕业可获得导师资质，只有导师才有权授课。教学内容仍以古典医学为依据，但是学生们已主动参与讨论。医学院在整个欧洲如雨后春笋般兴起，学生被师资吸引而来。书籍为知识的传播提供良好的媒介。医学行为和伦理也构建出初步的框架。中世纪是大学对医学教育发展发生重大作用的一个阶段，大学为医学知识提供了稳定的传承载体，奠定了西方近代大学医学教育的基本模式，促进了医学和医学教育的专业化发展。

（三）文艺复兴与宗教改革时期的医学教育

元朝中统年间，朝廷设立医学校，体制仿当时的儒学教育逐级设置。中国历史上最早的接近于执业医师资格考试的记载出现在元仁宗即位初期。明朝对医学教育在地方的发展非常重视，地方的医疗卫生及教育机构也很发达。明朝医学校的课程设置和元朝相似，以中医经典为必修，辅以各专科的学习。明朝在医学校招生时，重视医业的继承关系，世传儒医较受重视。

16、17世纪是重大变革时期，文艺复兴与宗教改革成为本时期的主题，学者们新的思想模式推动社会的变革。随着对解剖和生理知识认识的加深，医学院的课程也在发生变化。授课的方式更为多样，医学理论取得进步，医学教育和研究的氛围发生了改变。医学的考试结构和认证与中世纪时期大同小异。

医学知识的构成及应用方式在这一时期发生巨大变革。文艺复兴是医学、哲学和科学人才辈出的时代，对医学教育的发展起到关键作用。人体解剖学的发展，不仅颠覆了人们的认知，更为医学研究与实践的进步提供了基础；关于血液循环的论证、外科医生如何学习治疗外伤与伤口的方式对医学教育影响深远。

（四）18世纪与19世纪的医学教育

18世纪，诸多因素影响着当时的医学教育。这是一个大革命的年代，也是博学之士辈出的年代。在中国，清朝的医学教育在中央和地方均有设办，专科设置清晰，强调医学知识的普及，对医学教育起到很好的促进作用。鸦片战争前清朝的医学教育大体承袭宋、明以来的制度，但因为处于封建社会没落时期，加之对医学教育不够重视，导致医学教育严重衰败。

18世纪的西方医学教育以学徒制为主，双方以协议的形式维持学习关系。医学教育最重要的转变是开始对学科进行全面系统的介绍，而且学生对于导师有一定程度的选择权，教学过程更加清晰。当时知名学者亚当·斯密（Adam Smith）等对医学的慈善性及医学教育的意义进行了重要的解读，提出医学的宗旨在于服务大众，其影响流传至今。健康领域取得瞩目进展，公共卫生和卫生实践进入人们的视野。这段时期，三大世界级医学中心吸引着各国的学子，分别为荷兰莱顿大学、苏格兰爱丁堡大学和英格兰伦敦大学。

1751年前，随着大批移民来到北美洲，北美的医学教育通过师徒制培训模式迅速发展。随后，医院和医学院逐步发展，医学学位随之产生。美国独立战争后，医学教育向更有组织的方向发展。截至18世纪末，正式被认证的医学院已达32所，可授予医学学位的大学增至10所。1860年前，北美医师执业条件较为宽松，工作主要内容为医治患者。赴欧学医在当时成为重要趋势，特别是德国的实验室研究成为吸引医学生前往的重要特色。

19世纪是医学教育的分水岭时期，临床诊疗技术的进展在一定程度上影响了医生临床诊疗的模式。学术交流也逐渐成为重要的信息更新工具，实际操作与技能演示在教学中占比逐渐提升，课程讲授比例有所降低，教育改革涉及多个主题，包括：①临床检验的重要性；②科学与病理学的进展促进对疾病的认知；③公众健康和卫生改革；④医学生及女性医务工作者。19世纪初，课堂教学的标准方式是传授知识，对临床检验的内容在教学中极少涉及。医院成为医学教育的核心场所，在门诊及病房的教学使医学生受益。法国引领了19世纪前数十年医学教育的方向，使医学教育逐步形成较为统一的整体；在此过程中，也出现了全职教师；此间，生理学和病理学取得了发展，并显著影响了临床诊疗方法。经典的床旁教学涵盖的四项基本体格检查：视诊、触诊、叩诊、听诊，已成为当时的常规检查。

19世纪后50年的医学教育进步主要由德国推动，受到医学科学发展的重大影响。医学专业化的快速推进、诊疗模式的重大变化、医学科学的飞速发展，均对医学教育产生重大的影响。实验医学的发展更新了医学教育的方法和理念。更为科学的医学教育，对全世界产生了深远影响。医学期刊的数量和专业性在19世纪飞速提升，成为了重要的教学工具。

（五）20世纪的医学教育

20世纪的医学教育中，以英国为代表的国家形成了一系列重要的报告，将医学教育中最核心的问题和变化进行展示，如《英国医学总会教育与考试报告》对于医学生行医资格考试及所学科目考试明确要求，《医学教育记录》对师生互动和课堂组织的理念，以及英国医学会（British Medical Association，BMA）的医学教育委员会报告的关于医学生遴选、课程安排的讨论等，都对医学教育的发展具有启发意义。1893年约翰·霍普金斯大学（Johns Hopkins University，JHU）医学院的建立和1910年教育改革者亚布拉罕·弗莱克斯纳（Abraham Flexner）报告的发表，标志着北美的医学教育从师徒制培训制度向以大学为基础的现代医学教育制度的转变。在20世纪四五十年代的医学教育加速变革期，美国的课程改革引领潮头，对世界产生深远影响。20世纪后半叶，医学教育的学习过程发生重要改变，如基于问题的学习方法和模拟病人的应用等。

在医学教育标准方面，北美处于显著的领先地位。美国医学会（American Medical Association，AMA）在成立之初即将提升医学教育标准作为其目标。之后，AMA成立医学教育委员会（Council on Medical Education，CME）负责医学教育现状考查的工作；1900年，AMA开始为医学院、医学专业委员会、医院的实习医师及各类医学专业训练建立标准。加拿大住院医师培训项目则由16所医学院校主办，专科医师培训项目由加拿大皇家医学会（Royal College of Physicians and Surgeons of Canada，RCPSC）负责。

1889年，全美最早的教学医院之一的约翰·霍普金斯医院（Johns Hopkins Hospital，JHH）成立，确立了大学预科教育的入学标准并建立分级的四年制课程体系：前两年基础课程（解剖学、生理学、生物化学、药理学和病理学），强调实验室教学；后两年在门诊和病房学习。北美国家医学院的生源来自综合性大学的文理学院。通过4年的医学院学习，成绩合格者毕业时获医学博士学位。北美国家医学教育的一个重要特征是小规模精英教育。医学院的教学模式特点为：①早期接触临床；②基础和临床相互渗透；③使用标准化病人、模拟病人；④以问题为中心。1907年，教育家亚布拉罕·弗莱克斯纳受医学教育委员会和卡耐基基金会的委托，完成对北美医学教育的考察，形成重要报告*Medical education in the United States and Canada：A Report to the Carnegie Foundation for the Advancement of Teaching*，即《弗莱克斯纳报告》。报告指出，当时的医学教育状况不能适应现代医学发展的需要，医学院校的质量良莠不齐，应淘汰或整合。同时，建议通过提高医学教育标准限制医生数量的增长，向社会提供高质量的医生。该主张得到了AMA等机构的支持，决定以约翰·霍普金斯大学医学院为参照，在20余所医学院校进行试点改革并推广。该报告不仅影响了现代北美医学教育体系的建立与改革，而且在全球范围内都得到了深入讨论及广泛认可，被认为是世界现代医学教育发展与改革的里程碑。《弗莱克斯纳报告》涵盖两大重要部分：第一部分为北美医学教育的历史、性质、现实基础及课程（学科与实验部分、医院与医学院部分）、经费职称、医学教育重建、医学流派、医学教育质量认证、毕业后医学教育、妇女医学教育、黑种人医学教育等；第二部分为对美国各州及加拿大各省155所医学院校的现状分析与改革建议。

回顾北美医学教育改革与发展，主要呈现稳定、连续的特征。北美医学教育起始于本科通识教育，医学生在医学院校接受2年临床前教育和临床见习，之后医学院校教育、毕业后医学教育和继续教育形成有机衔接。医学认证与执业的要求明确并形成体系，但也存在医学生培养周期较长、投入较大、区域间发展不平衡等问题。

三、医学教育的使命与愿景

现代医学的发展在治疗疾病的科学和技术方法上使人类显著获益，但医学的不确定性对医生的成长带来重要挑战。在见证医学发展的同时，要用历史发展观认知其发展趋势；与其相伴而生的教学与研究，都与医学的发展密切相关。

回顾医学教育的发展，结合医疗和社会环境的新挑战，既可以看到医学教育对医学人才培养和医学进步发挥的重要作用，又可以了解其作为一个学科，不断深化和细化的发展历程。医学教育的核心目标之一是培养符合社会需求的医生，而培养什么样的医生、如何培养医生是一个被持续关注的重要主题。医生需要具备怎样的知识、素养和能力，医生的职业路径应如何规划，临床教师应如何培养，学生应如何评价等是各国医学教育同行广泛关注的内容。

医学教育承载着人才培养、学科发展的重要使命，其发展与科学技术发展、社会经济政策密切相连。医生承载着疾病治疗、患者教育与健康促进的多重职责，医学教育对于塑造医生起到至关重要的作用。医学教育应基于全球视野、怀有家国情怀，遵循人才成长的规律，将不同地区的实际需求作为人才培养的指引方向，以优质的培养质量回应时代赋予的高质量发展使命。

（魏怡真）

第二节　协和教学历史传承

北京协和医学院、中国医学科学院北京协和医院的教学有着很强的传承性。自建院伊始，协和就高度重视教学工作，重视程度不亚于医疗工作。这种传统在百年历史中得到了非常强大的传承，迄今仍然在教学中有着强大的影响力。

一、北京协和医学院的诞生和教学课程设计

（一）《弗莱克斯纳报告》和北美医学教育改革

在19世纪，美国存在着多种学制的医学教育，对于医师执业也没有明确的入门条件限制。这一情形实际上与美国作为一个早期移民社会的实际情况紧密相关，医生数量在较长时间内相对不足。然而这种社会状况到20世纪初已经发生了巨大的变化。美国经济不断增长，医生的数量也在不断增加，已经开始出现医生略有过剩的情况；同时，民众对医疗的期望逐渐提高，医疗纠纷也相应增多。在这一时代背景下，卡内基基金会委托亚布拉罕·弗莱克斯纳对北美医学教育进行了深度调查，最终发表了《弗莱克斯纳报告》。这一报告把绝大多数北美医学院的医学教育批判得体无完肤，唯独推崇约翰·霍普金斯大学医学院的教育模式。《弗莱克斯纳报告》的问世，在当时的美国社会特别是医学界，引起了轩然大波。

《弗莱克斯纳报告》对美国医学教育的影响是深远的。北美医学教育改革就此起步，约翰·霍普金斯大学医学院的体系几乎成为典范，相当一批医学院就

此关停并转，其余医学院均参照约翰·霍普金斯大学医学院模式进行改革。这一模式在当时确实是综合了世界上所有医学教育模式的优点，因此不仅受亚布拉罕·弗莱克斯纳推崇，也迅速被北美医学界广泛接受。以威廉·韦尔奇（William Welch）为首的一批医学教育家，自此在北美医学界致力于约翰·霍普金斯大学医学院模式的推广，一时间卓有成效。

（二）约翰·霍普金斯医学教育模式与理想主义改革派的挫折

约翰·霍普金斯医学教育模式始自约翰·霍普金斯大学医学院首任院长威廉·韦尔奇的医学教育理念。韦尔奇担任医学院院长之前是留德学者，师从德国病理学家科恩海姆，因而德国用其他学科新理念、新技术研究病理学的思路成为他教学理念的核心之一。源自法国的床边教学理念和预科教育的思路也是约翰·霍普金斯医学教育模式的重要组成部分。这一汇总了欧洲医学教育最精华理念的模式还有一条重要原则，即从事医学教育的临床教授必须全职在医学院和教学医院工作，不能私人开业行医。然而，美国资深医生的薪酬非常高，因而这一不得人心的重要原则的实施遭到了巨大的阻力，即便在霍普金斯大学医学院也因难以贯彻而被迫放弃。因此，理想主义的医学教育改革派遇到了一个尴尬的处境：约翰·霍普金斯医学教育模式在约翰·霍普金斯大学医学院也不能够完全地得到贯彻实施，而不能实施的重要原则，偏偏还是保证教学质量的重要一环。北美医学教育改革派的理想主义在市场经济面前无奈碰壁。

（三）洛克菲勒基金会的东方战略和医学教育改革派的机遇

正当医学教育改革派一筹莫展之际，洛克菲勒基金会的一个重要举措使他们重新振奋起来。在中国建一所高水平大学的计划因为种种原因被否决以后，洛克菲勒基金会将眼光投向了中国的医学教育。医学教育改革派的核心人物韦尔奇和西蒙·弗莱克斯纳（亚布拉罕·弗莱克斯纳之兄），成为洛克菲勒基金会的顾问，并直接参与中国医学教育的考察和建设。经过对中国医学教育的考察，医学教育改革派已经笃定地认为，洛克菲勒基金会拟新建的北京协和医学院，正是医学教育改革最为理想的试验田。因为中国极度匮乏高水平医生，而洛克菲勒基金会能够提供的高昂薪酬足以使全职教授放弃私人行医的念头。

（四）协和医学教育与"东方霍普金斯"的依据

协和自建成始，长期拥有"东方霍普金斯"这一称号。究其原因，协和就是医学教育改革派按照理想的霍普金斯模式去量身定做的医学教育体系。由于当时的中国缺乏现代化的医院和优秀的资深临床医生，改革派在约翰·霍普金斯大学医学院遇到的难以逾越的障碍，在北京荡然无存。因此，医学教育改革派雄心勃勃地要在北京打造一个堪比约翰·霍普金斯，甚至超越约翰·霍普金斯的医学教育全球典范。

1. 协和的课程体系　协和的医学课程体系是由韦尔奇和西蒙·弗莱克斯纳依照约翰·霍普金斯大学医学院的课程体系，加上他们根据在中国的考察报告特别针对性补充的部分课程，因此与霍普金斯课程高度一致。

关于教学语言实际上曾经有过一段时间的争执。最开始绝大部分均主张使用英语教学，而中国绝大部分传教士医生则建议使用中文教学，以推广他们开始启动的汉化医学术语。西蒙·弗莱克斯纳起初是唯一赞同使用中文教学的，但因国际交流与保持国际一流水准的需要，很快被说服，转而支持英语教学。

2. 协和的师资　在建院伊始，协和的师资绝大部分由美国资深教授构成，这部分教授许多都有约翰·霍普金斯大学医学院背景。而最受洛克菲勒基金会重视、聘用最严格、薪酬也最高的客座教授，约翰·霍普金斯大学医学院背景的也占多数，如1938年的尤格尼·欧匹（Yevgeny Opee）教授，在华期间很有成就，他离开中国时，《中华医学杂志》特地出版专刊以示纪念。一小部分从在华传教士医生中遴选，还有个别医生来自北京协和医学堂（1906年苏格兰传教士科克兰（Cochrane）医生建立的西医学堂，1915年被洛克菲勒基金会买入，保留了"协和"的名字）。尽管洛克菲勒基金会通过其全额注资的中华医学基金会购买了协和医学堂的地产和设备，但绝大部分人员并未留用。留用的原院长杨怀德，毕业于约翰·霍普金斯大学医学院；而药理学家伊博恩（Bernard Emms），则由中华医学基金会出资资助其赴美留学，先于约翰·霍普金斯大学医学院进修，后又延长资助时间，最后于耶鲁大学取得博士学位。对于传教士医生也是如此，尤其是准备委以重任的传教士医生，如阿德里安·邰乐尔（Adrien·Tylor），在就任外科主任前被送至约翰·霍普金斯大学医学院就读并获得博士学位后方得以任职。甚至蒋汉澄先生在受聘协和照相绘图室工作后，也立即被送至约翰·霍普金斯大学医学院医学美术系进修1年，此后才开始正式工作。早期的住院医师和实习医师，许多也来自约翰·霍普金斯大学医学院，如1921年约翰·霍普金斯医学生艾丽斯·洛克威尔（Alice Rockwell）即在协和担任实习医师，而陈翠贞也是从约翰·霍普金斯大学医学院毕业回国后来到协和，先后做实习医师和住院医师。协和医生在升任主治医师后往往有机会由洛克菲勒基金会资助赴美深造，约翰·霍普金斯大学医学院就是理想的目的地之一，张孝骞即在约翰·霍普金斯大学医学院进修2年。而对于协和护理学院来说，因为约翰·霍普金斯大学医学院并未设立护理学院，因此，协和只能按照自己设立的高标准建立护理学院，但第一任和第三任护理学院院长沃安娜和胡智敏也都是霍普金斯医院护校毕业的。因此，从师资配备来说，协和教师的聘用与约翰·霍普金斯的教育背景有着全方位的联系，从而保证了教学体系和思路上与约翰·霍普金斯是一脉相承的，保证了高起点、高标准、高水平的要求。

3. **协和预科学校**　在洛克菲勒基金会筹建协和的过程中发现一个较难解决的问题，按照约翰·霍普金斯医学教育模式，医学生需要2～3年的预科学习来保证医学所需的科学知识与思维能力；但中国当时并未有任一所综合性大学能够提供让医学教育改革者满意的学术能力。因此，洛克菲勒基金会干脆出资自行建立了医学预科学校，师资也都是从各名校聘请，实力非同寻常。此后至燕京大学成立，洛克菲勒基金会考虑到预科教育的全面性，并且经考察认为中国已有若干综合性大学可以达到协和预科所要求的水准，遂将预科学校全部捐给燕京大学理学院，成为其受到的最大一笔馈赠。此后，协和预科教育多数在燕京大学完成，也从东吴大学、沪江大学、金陵大学等国内著名综合性大学的毕业生中遴选。因此，协和预科学校的兴办与终止，均体现了协和按照霍普金斯模式对医学生预科教育的高要求。

4. **协和的医学教育对霍普金斯的影响**　依照韦尔奇和西蒙·弗莱克斯纳的理想，避免了约翰·霍普金斯大学医学院的各种弊端以后，协和应该成为全世界医学教育的标杆。然而这一理想并未能够真正完全实现，其原因十分复杂。可能与日本侵华使一大批外籍教授陆续离开协和有关，也与协和并未真正契合中国当时的社会现状有一定关系。但依然有少许项目对霍普金斯产生过影响。如兰安生任公共卫生科主任后，促成了第一卫生事务所的诞生。他一直力图将公共卫生与临床医学的教育结合起来；因此，从1926年起兰安生安排学生去第一卫生事务所实习4周，这成为现代医学教育史上的一个创举。因其理念逐渐得到认可，公共卫生科的实习这一新兴教学内容，在30年代被复制到美国多所医学院的教学活动中，其中就包括约翰·霍普金斯大学医学院。

综上所述，协和医学教育模式自建院即由北美医学教育改革的倡导者所创建，来源于霍普金斯模式但又力图高于霍普金斯模式，期望培养出一代中国医学界领袖。

二、"老协和"的临床教学传统

"老协和"1933届毕业生、血液病学专家邓家栋教授曾经回忆当时的教学特点，总结为以下10条：①包括3年预科的八年长学制医学教育；②开办高级护理教育；③严格遴选和小班教学；④教学语言用英文；⑤开办进修教育；⑥启发式教学与理论结合实践；⑦实习医师和住院医师制度；⑧派遣优秀者出国进修；⑨聘请客座教授；⑩教学与科学研究相结合。

邓家栋教授所总结的虽然不全是临床教学的直接特点，但实际上对临床教学均有重要意义。如第1条是长学制教育，八年学制中有3年是预科教育，要求全面掌握自然科学知识，能够用现代科学的思维来分析和思考问题，为今后用现代科学的观点来分析医学问题打下基础。第2条是护理教育，医护协同才能保证医院的医疗质量，同时也对教学质量有重要影响。第3条说明了选才的严格，可以说协和教育的风格是"严进严出"，保证了极高的成才率。这一条和第8条"派遣优秀者出国进修"从人才培养思路上是非常一致的，在高成才率的基础上，再择优送往国外各专业领域内最先进机构去学习最前沿的医学科学。第4条英语教学一方面是不得已，因多数教授来自西方，不能用汉语教学；另一重要原因是希望和国际接轨，确保与国际先进水平机构交流时无障碍。第9条的目的是保证协和教学水平与西方最前沿水平一致。第6、第7、第10条与临床教学关系尤为密切，也得到了较好的传承，与第3条一起在下文中详述。

（一）严格遴选和小班教学

1. 对生源的严格遴选和淘汰制 "老协和"对学生的严格遴选开始于严格的入学考试。考生需要首先考入几所重要综合性大学的医预科，在预科阶段通过多次考核，才能不被淘汰，有机会通过选拔考试进入协和本部。进入本部以后，淘汰率依旧很高，往往到毕业时仅10余人甚至不足10人，第一届（1924）仅3人准予毕业。自1924年到1943年的20年间，共毕业311人，平均每届毕业15.5人。这样的结果是，毕业生数量虽少，质量却很高。协和1937届毕业生何观清在回忆中曾详细描述当时的情形："协和十分重视保证学生的业务质量，采取筛选、淘汰的方法来选拔学生。筛选是从医预科时就开始的。我在东吴大学读书时（1929—1932），读医预科的有五六个同学，可是至1932年夏得到学校推荐去报考协和的只有三人，其中只有二人被录取。该年从燕京、东吴、金陵、南开、岭南等大学考入协和的学生有25人，可是至1937年毕业时只有19人，有6人被淘汰，其中有5人是在念一年级时被淘汰的。要想不被淘汰，首先年终的笔试、口试必须及格。要想及格，就得用功念书。可是用功念书也不一定准能及格，因为年终考试这一关很不好过，笔试考的范围往往超出教师平时讲课所讲的和教科书所介绍的内容，而口试更是无边无际了。记得我那年年终口试时，著名解剖学学者沃特·琼斯教授手拿一个颅骨脑壳问我：'这是什么脑壳？年龄多大？有何根据？'一位'不受学生欢迎'的生理学教授问一位同学：'假若一颗普通手枪子弹从前额部正中与眼睛相平之处打进，而从头顶正中出来，受伤人会出现什么症状和后果？'最'可怕'的是，即使年终口试、笔试及格，也不能保证不被淘汰，还要看你平时成绩如何，实验做得怎样，报告写得怎样，以及教师对你的评议怎样。此外，还要看学校管理委员会教育组下设的课程及水平委员会（一年级委员会委员是从解剖学、生理学和生化学教师中选出组成的）对你所做的综合评议和鉴定如何，包括你是否具备做医生的仪容、你从事教学和科学研究的潜力、你是否具有较高的英文水平（会听、会说、会读、会写）等。"

2. 先进的教学理念和教学体系　尽管淘汰制的压力对毕业生的高质量起到了一定作用，但更为重要的应该还是当时先进的教学理念和教学体系。"老协和"开始有250张床位，后来增加到350张，教师远多于学生，因此多数系科均有条件实行导师制，以便对医学生做到因材施教。

何观清教授的晚年口述中即有着对当时内科学导师教学程序的清晰回忆。"我记得，在内科见习做实习医生时，对每个新进院的患者，学生都要询问病史，进行物理和血、尿常规检查，作出诊断，写出病史及住院记录（但无处方权）。检查和诊断做完之后，则邀请导师陪同到病房患者床边核对自己所做的检查和诊断（每个学生都有自己的导师，由富有临床经验的内科学教授和副教授担任。我的导师是我国著名内科专家刘士豪教授）；然后再回到导师的办公室去，由导师提问刚才看过的那个患者的病情、诊断、治疗、转归等问题。从导师的提问及诱导中，学生受益匪浅。"

（二）启发式教学与理论结合实践

"老协和"教学模式中，对启发式教学和理论联系实践的极为重视，是从上到下均在身体力行的。邓家栋教授在回忆中着重提到了这一点。

"协和强调启发式而不是灌输式的教学方法。教师不仅向学生传授知识，更重要的是培养学生的独立思考和独立工作的能力。课堂讲授的时间较少，着重在实验室和临床实践。"

"基础各科之间，临床各科之间，以及基础和临床各科之间，均在教学中注意联系和综合。每周1次的临床病理讨论会，由临床前期和临床各科的教师和各年级学生一起参加讨论，这一制度历久不变。通过参加这种活动，学生学到了知识，也增进了辩证思维的能力。"

临床病理讨论会和大查房制度对于指导各级医师和医学生理论联系实践均是极好的学习机会。各级医师根据查房患者的病情，交替发言，互相补充，为理论联系实践提供了极好的范例，对医学生学习临床思维大有裨益。

何观清教授在晚年回忆中对协和启发式教学和理论联系实践的教学方法进行了精辟总结。"……更重要的，它有一套独到的教学方法，即不仅仅立足于课堂，靠老师讲课、学生啃书，更重要的是把力量放在实验室、门诊、病房及社会现场上，让学生自己去观察现象，发现问题和解决问题，自己去查阅书刊、请教老师。……讲课时数少而精，多腾出时间让学生自己去看、做、问、想、学。"

（三）实习医师和住院医师制度

实习医师和住院医师制度不仅是常规的医疗制度，也是保证医学生理论联系实践的重要制度。实习医师在住院医师的指导下，逐步学会将所学的知识用于临床实践；而住院医师与实习医师关系，实际上是教学相长，实习医师阶段如果表现出色，将有机会留任住院医师；而住院医师的目标则是在遴选中脱颖而出，出任总住院医师。

邓家栋教授对这段历史记忆犹新。"医本科的最后一年（第五年），学生分别到临床主要科做实习医师。他们要在上级医师指导下直接负责住院患者的诊疗工作。他们要对患者'每天24小时负责'。学生毕业后的继续培养有临床住院医师制度，每年聘任1次。三年或四年后可任总住院医师。由于编制限额，住院医师和总住院医师的'入选'都要经过相当激烈的竞争，成败取决于工作成绩。住院医师任期完毕即可定向发展成为专才。"

（四）教学与科学研究相结合

建院伊始，协和的师资力量强大，又以客座教授的学术实力为最，因为他们基本上都是本领域掌握最前沿工作的学者。而协和的建院宗旨中即有"提供科研机会，尤其是针对远东地区的特殊问题"，因此临床科研一直是协和各级医师的一个重点，并且在教学时有意识地将科研方法融入，从而使医学生得到科研思维的训练，部分医学生直接发表了论文，如刘士豪在1924年尚未毕业时即在哈罗普副教授指导下完成了他的第一篇学术论文。

邓家栋教授对协和这一特点感受颇深。"科学研究主要结合教学、医疗和我国当时常见和严重危害人民健康的疾病等实际问题。例如，关于周口店北京人、麻黄素、软骨病和钙磷代谢、营养问题、疟疾、血吸虫病、斑疹伤寒、黑热病等科研成果，不仅对我国有重要意义，对世界医学也有重要贡献。有数以千计的科学论文在国内外的杂志上发表"。

三、教学传承

由于协和模式的成功，百年来医学教育一直强调传承。淘汰制在1951年后因故取消，但其他教学核心模式一直传承了下来。严格遴选并小班教学、理论与实践密切结合的启发式教学、导师制、实习医师与住院医师制度、教学与科学研究相结合，这些特点一直被保留到当代教学，行之有效。但是，随着时代的发展，不仅传承下来的教学体系仍然发挥作用，许多新的教学理念和教学方法的融入更加值得我们尝试。

（李乃适）

第三节 胜任力导向的医学教育

一、胜任力导向的医学教育发展历史

从20世纪初著名的《弗莱克斯纳报告》引发对整个北美医学教育体制的第一次改革开始，医学教育进入到一个不断反思与改革的时代。时至今日，欧美等国家的医学教育已经跨越了三个阶段，即以科学为基础、以课程为中心的第一代医学教育；以问题为基础、以学生为中心的第二代医学教育；到目前的以系统为基础、以患者为中心的胜任力导向的第三代医学教育。

现代住院医师培训制度始于19世纪80年代美国约翰·霍普金斯大学医学院，也称为毕业后医学教育。在很长的时间里，这种将医学生培养成临床医生的培训，一直是以强调培训时间和培训过程为突出特征的，强调住院医师应该轮转固定的时长或年限，并且规定必须要完成管理患者或者手术操作的数量，它更注重培训的过程本身，并且认为只要是满足了培训时长和工作量，就一定能够达到培训的目标。然而在实践中，特别是人类社会文明高度发展的当今，这样的培训方式"生产"出来的医生，已经越来越不能满足医疗体系和社会大众日益增加的、多元化的需求。

胜任力（competency）一词，最早来自20世纪初期应用于企业管理的泰勒工时（time-action）研究模型。后来麦克利兰（McClelland）引领的胜任力运动（competency movement）则提出在外交人员面试考核中，应抛弃纯粹智力方面的因素，发现能够有效预测雇员工作业绩的个人特质。麦克利兰也成为胜任力研究方法的创始人。胜任力的内涵与定义，有很多的论述，主要包括：胜任力是一个人在某个角色或职务上获得优越绩效的能力；是一系列成功的个人特征，包括动机、特质、技能、形象、知识、社会角色等；是一个人成功完成组织目标时需要具备的知识、技能和态度；能够区分工作中表现优异与普通者。医学领域的胜任力概念可以阐述为：胜任力是健康从业者具有的一种可以被观察到的能力，整合了包括知识、技能、价值、态度等在内的多重元素，具有可观察性、可测量性和可评估性；医学教育应确保培训者获得了这些能力。胜任力可以像建筑模块一样分解整合，并可以持续性发展。

很早就有学者将胜任力的概念引入医学教育范畴。1977年学者格兰特（Grant）发表文章，提出在高等教育中实施胜任力导向教育改革的想法。1978年，世界卫生组织出版的《基于胜任力的医学教育课程研发》（*Competency based* curriculum development in medical education）一书中，来自美国伊利诺伊大学医学中心的作者威廉·迈克戈吉（William McGaghie）对胜任力导向的医学教育的特征进行了论述，这应该是最早的将胜任力理论应用于医学教育的一个号召。其内容包括：①围绕着特定医学专业执业活动所需要的功能或者胜任力来组织医学课程；②医学院毕业的学生只要有充分的准备、明确的学习目标、充足的学习资源和灵活的时间安排，几乎都可以在高水平上达到既定的能力；③应当将教学当作一种试验，学习和教学的过程都是有待于验证的假说。显然，这样的理解与之前的基于时间或者过程的教育培训体系大相径庭（表2-1）。

表2-1　胜任力导向的培训与传统培训的区别

区别点	培训项目	
	结构或过程导向	胜任力导向
制订课程的驱动力	内容－知识的获得	结果－知识的获得
培训过程的驱动力	教师	学生
学习路径	层级化（从教师到学生）	去层级化（师生双向）
教学内容的负责人	教师	学生与教师
教学活动的目标	获得知识	应用知识
典型评估工具	单一主观方法	多重客观方法（评价档案）
评估工具	替代性的	真实的（模拟真实的职业工作）
评估的场所	远程、间接	现场（直接观察）
评估	引用规范	引用标准
评估的时间点	强调终结性评估	强调形成性评估
完成培训项目	规定的时长	时长可变

因此，基于胜任力的医学教育的产出，应是具有以下特征的健康从业人员：可以根据当地条件，以确定的熟练度来行医，以满足当地的需要。对于胜任力的界定，威廉·迈克戈吉等认为，广泛的知识、态度和可观察的模式行为，共同构成了提供特定专业服务的能力。初始水平的测试，逐步指导，灵活的时间安排和频繁的评估，构成了胜任力为导向的课程模式的操作流程。遗憾的是，威廉·迈克戈吉等的这本书在以专业为中心和整合课程设计大行其道的七八十年代，并未引起广泛的重视。

胜任力为导向的医学教育改革，直到20世纪90年代才正式开始。1993年世界医学教育峰会的一篇文章指出，根据多个国家的报告，医学院的教育培训并没有赋予新晋培养出来的医生基本的胜任力，因此当前的教育体系是存在问题的。同年，英国的医疗总会（General Medical Council）出版了《明天的医生》（*Tomorrow's Doctor*）——一个纲领指南性质的著作，从知识、技能和态度三个方面创新性地阐述了对于医学生的课程与培训考评要求，提出了若干个课程主题，包括临床方法、实践技能、病人照护、沟通技能、人体生物学、人体疾病、社会人、公共卫生、残障与康复和研究与试验等方面。《明天的医生》对于毕业后医学教育在全世界的变革起了非常深远的推动作用。

《明天的医生》可以代表一种以结果为导向的新的思维方式在医学教育领域的实践模型。其历年的修订，也体现了英国医疗系统对于健康从业人员胜任力需求的变化。1993第一版中，明确提出了英国的医生培训应该注重临床方法、实践技能、病人照护、沟通技能、人体生物学、人体疾病、社会人、公共卫生、残障与康复和研究与试验这几方面的结果。而2003年的修订版中，则提出优质的临床照护，保持良好的临床实践、医患关系、同事关系、教学与培训、诚实守信和自身健康几方面的培训要求；2003修订版中主要提出了医务人员的基本职业素质，包括优质的临床照护，掌握最先进的医疗技术，与患者取得融洽的关系，和同事之间开展愉快而高效的合作，掌握医务人员应有的教学能力（教学的态度和方法，成为一个有能力的教师），还要求医务人员应当诚实，为了给患者提供优质服务，医务人员应当注重自身的健康。2009修订版则提出了医务人员的多重身份，医生要兼具医学学者与科学家的能力（在医疗活动中应用生物医学科学、生理学、社会科学、人群健康与健康促进的原理、方法和知识；在医学研究中遵循科学的方法和路径），医疗从业者（接诊患者、诊断和处置病症，在医疗活动中与患者、同行沟通，及时有效处理急诊状况，安全合理经济地使用药物，实施安全有效的诊疗操作，在诊疗活动中有效地使用各种信息），以及专业人士的能力（遵守伦理与法律、反省自身、指导他人与自我学习，在多学科团队中学习、合作，保护患者提高照护质量）。

此后，欧洲的医学教育逐渐从时间和过程为基础的框架，转向了一个以结果或职业能力为导向的体系。受其影响，加拿大、荷兰、澳大利亚等国家，都兴起了一系列的医学教育变革。在此需要说明的是，英联邦及欧洲国家更多使用结果为导向（outcome based）的医学教育的提法，而美国则更多采用胜任力为导向（competency based）的医学教育的提法。

1996年加拿大皇家学院正式提出了CanMEDS框架（图2-1），并在2005年和2015年进行了适当的修订，形成了现在的加拿大医学教育胜任力框架。这一框架的核心就是医务人员的整合性角色，即医务人员应该具备6大角色的胜任能力，其培训目标因此也包括6个方面的内容。

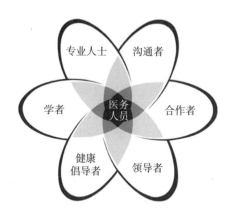

图2-1 CanMEDS医务人员胜任力框架

随着结果为导向的医学教育在欧洲和北美的进一步传播，整个医学教育的方方面面（包括课程设计、评价体系等）都被撬动。1999年，欧洲医学教育学会年会（Association for Medical Education in Europe，AMEE）的指南中，深入阐述以结果为导向的教育模式，强调基于结果和单纯产生结果两者之间的差异是巨大的，应该以结果或者目标为导向来设计课程，包括课程内容和考评方法。2002年英国发布《苏格兰医生》（Scottish doctor），根据苏格兰的5所医学院的共识，将医生培训需要达成的胜任力，分为3个基本要素，下属12个领域，以此来定义称职的医疗从业者。2009年加拿大皇家内科和外科学院召开国际会议，对之前整个医学教育领域在胜任力体系方面的工作进行了系统总结，澄清了部分混淆概念，达成一些共识和一致性观点。在此基础上，胜任力为导向的医学教育体系的相关理论、概念逐步明确、澄清，形成学界共识，并成为当前西方发达国家医学教育和毕业后培训的主要理论基础。

二、毕业后教育认证委员会胜任力培训体系的形成

2000年，由美国医疗保健质量委员会医学研究所［Institute of Medicine（US）Committee on Quality of Health Care in America］撰写的《人孰无过》（To err is human：building a safer health system）国家医疗报告发布。这一报告通过大范围的调研，揭示了令人吃惊的医疗差错统计数据，真实的差错发生率和公众认知之间存在着巨大的差距。专家估计，每年有多达9.8万人死于医院发生的医疗事故，

事实上，每年死于药物治疗失误的人比死于工伤的人还要多。再加上这些人为悲剧所附加的经济成本，医疗事故已经成为最紧迫、最普遍的公共问题。该报告的发布对于美国整个医疗系统和社会的震撼不亚于当年的《弗莱克斯纳报告》。这一次的整体评价引起了美国的轰动，让大家发现了当前教育体制的问题，这种体制下培养出来的医生正在制造着医学的灾难。报告断言，问题不在于卫生保健领域的坏人，而在于好人在糟糕的体系中工作，而这一体系需要变得更安全，就必须要进行系统性改革，其中就包括医学教育的改革。

1997年美国的毕业后教育认证委员会（Accreditation Council for Gradute Medical Education，ACGME）将胜任力为导向的医学教育引入住院医师培训机构的认证系统，主要基于三方面考虑：第一，对住培机构评估的根本目的是促进和提高其水准；第二，培训项目的灵活化将有助于吸收更多的社会资源；第三，能够彰显胜任力成果的住院医师培训，可以获得公众更多直观的理解和认可。在此目标下，ACGME启动了名为outcome project的住培胜任力研究项目，该项目在1999—2001年，以专家讨论的形式完成。ACGME组建了专家工作组，从2500多篇有关住培医师胜任力的科研文章中，分析遴选了84个胜任力内容，并且把它归类到13个大类别中，并对这些胜任力的重要性和可行性权重进行了排序，参加排序工作的人员包括项目组成员、住院医师代表、住培项目负责人以及社会公众代表等。由另外一个咨询评审委员会对这些数据进行分析，并从中最终提炼出六大胜任力（表2-2），包括：病人照护、医学知识、基于实践的学习与提高、人际交往与沟通技巧、职业素养、基于系统的实践，专家认为这6个方面的胜任能力，都体现着医学的内涵和本质，所以无论外在形式如何改变，这些内涵和本质是不变的，因此在未来的发展中，住院医师只要是能够把握住这6个方面的医学本质并从中培养胜任能力，就能够应对未来的医学变革。

表2-2　ACGME六大核心胜任力及其内涵

胜任力名称	内　涵
病人照护	住院医师必须在治疗和健康促进活动中能够为患者提供富于同情心的、适宜的、有效的照护
医学知识	住院医师必须能够掌握业已确立的和不断发展中的生物医学、临床医学和其他类似的科学（如流行病学和社会行为学）知识，并在患者照护中应用这些知识
基于实践的学习与提高	住院医师必须能够调查和评价其患者照护的实践，在此过程中评估并融入科学证据，不断改进提高照护水平

续 表

胜任力名称	内　涵
人际交往与沟通技巧	住院医师必须能够掌握人际交往与沟通技巧，从而达到有效的信息交换，并与患者、家属和其他同事形成团队合作
职业素养	住院医师必须恪守职责，遵守伦理规范并对人群差异具有敏感性
基于系统的实践	住院医师必须熟知其所在的健康卫生系统的大环境并具有响应能力，具有能够利用系统资源以达成最佳照护的能力

与此同时，针对6个方面的胜任力，ACGME组织了来自26个医学专业，每个专业4人的小组一起商讨了针对胜任力的评价工具，每个小组的成员包括ACGME认知评估部门的主席，26个核心医学专业认证委员会的主席，培训项目负责人的组长或主任，以及每一个专业的住院医师代表。这些工作组在一起，为六大核心胜任力选择了13个评价工具（表2-3）。当然，有更多的评价工具在之后被不断提出、验证和使用。ACGME要求所有官方认证的住院医师培训机构，必须从6个方面核心胜任力来开展教学培训活动，ACGME也将从这6个方面对机构的教学质量和资质进行评估和认证。同时为了保证核心胜任力的顺利实施与落

表2-3　ACGME推荐的胜任力评价工具

序　号	名　称
1	360度评估
2	引导式病历回顾
3	检查表评估
4	全方位评级
5	客观结构化临床考试
6	操作或手术记录
7	患者调研
8	档案袋
9	病历回顾
10	模拟和模型
11	标准化口试
12	标准化病人考核
13	书面考试

地，联邦政府财政支持将与机构的认证相关联。只有那些通过认证的培训项目培养出来的住院医师，才有资格去参加专业委员会举办的专业认证考试，医生获得专业技术资格证书的前提之一，是要求在获得认证的培训项目中完成培训。

2001年ACGME的执行主席大卫·利奇（David Leach）发表了"Changing education to improve patient care"的文章，提出ACGME的六大核心胜任力将让这一体系下培训的医务人员有意愿、有能力参与医疗改革。2002年开始ACGME对住培项目的认证开始转向注重培训的结果，培训项目的负责人必须提供各种方面的证明，以证明培训目标符合6个方面核心胜任力。首先，培训项目必须保证其目标是为了让住院医师获得胜任力；其次，必须把胜任力的培训整合到课程之中，并且要扩展整个评价系统来与之对应；再次，要求培训项目使用整合的表现数据来促成课程改革；最后，聚焦于确认培训项目的基准，所有的核心胜任能力最终的指向就是患者安全和医疗质量。

胜任力为导向的教育体系，有一个关键点就是注重结果，但并不意味着放弃过程，必须要在整个培训过程中，由带教师资密切关注学生的学习过程，频繁地进行评估，以便及时了解学生的能力是不是按照既定的方向发展，在培训的不同阶段或者节点，学生是否达到了相应的要求。因此，建立一个非常客观、明确的评价体系尤为重要。休伯特（Hubert）和斯图尔特·德莱弗斯（Stuart Dreyfus）兄弟是哲学家和数学家，他们在1980年发表了题为"涉及直接技能获取的心理活动的五阶段模型"（A 5-stage model of mental activities involved in directed skill acquisition）的文章。文中他们描述了一个关于人类如何获得技能的简单模型，事实证明，这有助于医学教育的反思。他们描述了五个类别：新手、高级初学者、胜任者、熟练者和专家。在一般意义上，人们可以认为医学生是新手，第一年住院医师是高级初学者，即将毕业的住院医师是胜任者，从独立行医的头几年或终身行医的很多人都在熟练者的范畴里，仅少数人成为专家——当其他医生需要救治一个有难度病例时，他们会打电话给专家学习经验。一个人获得提高的最好方法，是跟那些比自己高一个级别的人学习。为了进一步推进胜任力为导向的住院医培训的实施，ACGME决定对胜任力的达成过程，设定一个里程碑（milestone）系统。对达成过程进行细化，对不同阶段进行确切的定义。通过里程碑系统，ACGME将收集不同培训项目的数据，以了解项目进展状况。2007年ACGME和美国内科医师学会首先联合开展了内科里程碑系统的研究，针对每一个胜任力所属的子胜任力，按照初学到精通的过程，分阶段设定5个级别，对每个级别都制定了非常明确的定义和解释。

里程碑系统中里程碑的定义可以这样理解：它是胜任能力达成过程中的一系

列重要节点，用于评估的目的；里程碑是基于能力的发展成果（如知识、技能、态度和表现等），可以由住院医师和专科医师从开始接受培训，直到能够在无监督的情况下开展所在医学专业的临床工作，里程碑在一个逐步学习提高过程中展现出来。

2013年，ACGME的掌门人托马斯·纳斯卡（Thomas Nasca）推出了下一代认证系统（next accreditation system，NAS），正式将里程碑系统应用于住培管理体系，要求住培基地定期评价住院医师的里程碑达成情况，上报成绩，动态监控住培水平，逐步提高住培质量。

里程碑系统的使用过程：首先，住培机构要根据胜任力的要求和里程碑的定义，有组织有计划地安排培训的课程、内容和考评。住培机构会定期采用一系列的评价工具来评价住院医师的表现，每半年会由临床胜任力评价小组（由培训基地项目负责人和主要的临床带教医生组成）根据这一个阶段的评价结果汇总，集体讨论，从六个核心胜任力角度出发，使用里程碑评价系统，就住院医师每一个方面的胜任力达成情况打分。这个分数需要上报ACGME，同时也通过这个分数给住院医师进行反馈，告诉他们哪里做得很好，要继续努力；哪方面做得不对，要停止；哪方面之前没有做，现在需要开始。这样就让住院医师和临床带教老师双方都了解目前培训的效果以及能力达成的情况。同时ACGME通过收集全国各个培训基地的里程碑数据，进行分析总结，了解整个住培体系的情况。当然，ACGME不会因为里程碑打分的高低，来判定培训机构的培训水平，这一成绩主要用于帮助住院医师了解自身的培训状况，制订下一阶段的学习计划。里程碑系统评价将ACGME的管理者和教育专家、住培机构和项目管理者、临床师资和住院医师紧密的联系在一起，形成一个共同进步的整体，同时也通过网络和数据形成了管理和产出的闭环。还有非常重要的一点是，ACGME作为一个非政府、非营利性社会团体参与住培的管理，职能上只负责机构的认证，而不负责住院医师获得具体临床专业的职业资格的考试和认证工作，这部分工作由各个临床专业学会下属的考试认证委员会负责，这种设置，防止了同一个机构既当教练又做裁判的情况，形成了良好的权力制衡。

当然，在里程碑系统的实际使用中，遇到了一些非常实际的问题。一方面，其中最主要的就是对于能力的评价往往是抽象的，而带教老师能够观察到的住院医师日常所承担的临床工作，又是十分具体的。如何把这种抽象的能力和具体的工作表现建立联系？近几年提出的置信职业行为（entrustable professional activities，EPAs）的概念给出了较有效的解决方法。所谓置信职业行为就是将住院医师平时临床工作的具体内容划分成若干个相对独立的小单元（如完成患者查体、测量血糖、完成手术伤口的缝合），然后就每一个小单元的工作内容，上级医师是否可以信任由住院医师独立完成，进行是或否的结论性评价。因此，置信职业行为也可以认为是某一专业的工作能力是否达到了没有上级医生监督就可以独立完成的水准，而这正是住院医师培训在真实世界的培训目标。每一个EPAs对应住院医师多种胜任力和子胜任力，可以体现一个住院医师多个方面临床能力达成的效果，或者说是综合运用的效果。对EPAs的达成情况进行分析，并对其中包含的子胜任力进行里程碑评分，可以很好地建立临床工作完成情况和胜任力里程碑间的联系。另一方面，之前由各个专业自己制定的本专业子胜任力和里程碑系统，存在着很多交叉的或者重复、冗余的内容，所以从2016年开始，ACGME研究并提出了和谐版的里程碑（milestone 2.0），也就是将不同专业之间共通的这部分胜任力及内涵的子胜任力（人际交往与沟通、基于系统的实践、基于实践的学习与提高、职业素养）和对应里程碑系统的内容，采用同样的表述，供不同专业共同使用，从而更好地对不同专业的住院医师能力评价结果进行一定程度的一致性校准，以得出更为客观的结果（图2-2）。

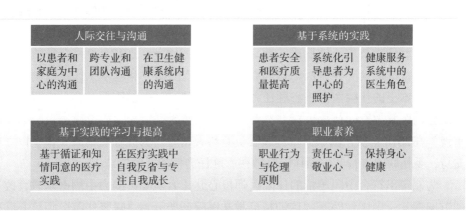

图2-2　2.0版里程碑系统的公共部分

　　总之，ACGME胜任力为导向的住院医师培训体系和里程碑评价系统，在临床实践中在不断地修改和完善，这一过程，得益于众多富有热情的医学教育工作者们将科学的教育研究方法应用于教学实践，在循证的思考、客观的评价、认真的执行和审慎的改进中，最终使得医生培养质量得以提高，这是值得我们学习和借鉴的。

三、中国住院医师精英教学医院联盟

（一）中国住院医师精英教学医院联盟的发展

中国住院医师培训精英教学医院联盟（简称联盟）成立于2015年10月，是在国家卫生健康委员会、中国医师协会和美国中华医学基金会（China Medical Board，CMB）支持下，由北京协和医院牵头，联合北京大学第一医院、复旦大学附属中山医院、四川大学华西医院、浙江大学医学院附属第一医院、中南大学湘雅医院、中山大学附属第一医院、香港大学李嘉诚医学院玛丽医院和北京大学第三医院8所医院，共9家单位组成的非营利性学术团体。联盟的宗旨是推进与国际接轨的中国住院医师规范化培训标准、体系及模式的建立，为落实医改重任、培养均质化优秀临床医师队伍和实现"健康中国"宏伟目标发挥作用。自2018年来，联盟不断整合国内外优质的临床教育资源，共同探讨和应对住院医师培训中面临的问题与挑战，在住院医师培训等领域进行了积极的探索和示范引领。

（二）《中国住院医师培训精英教学医院联盟中国住院医师核心胜任力框架共识》的探索与研究

联盟在2016年10月参照国际标准开展了自我评估（Self-Study）项目，旨在明确联盟各精英教学医院在住院医师培训中的现状和存在的共性问题，并提出改进措施和制订行动计划。自我评估中发现的一大共性问题是目前中国对于住院医师的岗位胜任力要求不够明确、缺乏统一标准。因此，2017年9月召开的联盟理事会正式批准启动"住院医师核心胜任力框架"的研究和起草工作。以制定出适用于中国本土的住院医师核心胜任力框架，为国家卫生健康委员会、中国医师协会及全国医学教育同行提供标准参考。该项工作受到国家卫生健康委员会的高度重视。在2018年初，国家卫生健康委员会科教司专门为胜任力框架工作予以立项支持，委托联盟进行"中国住院医师核心胜任力框架"的制定。

为制定出符合中国国情的住院医师核心胜任力框架，助力中国医学教育改革的方向探索，中国住院医师培训精英教学医院联盟开展"联盟住院医师核心胜任力框架共识"的研究与制定。共识包含两方面内容：确认核心胜任力项目和若干子项目；对每一个核心胜任力项目和子项目的解读释义。

本研究历经三个阶段：第一阶段，进行文献综述，联盟医院提供自家医院住培胜任力要求，并进行梳理汇总和权重评价。第二阶段，由联盟各级医院的院长、教学副院长、教育处处长及教学专家组成专家指导组分别对所在医院核心胜

任力项目及子项目框架初稿进行讨论、权重选择、取舍和汇总，形成7家医院的核心胜任力项目及子项目框架意见稿。第三阶段，由国家卫生健康委员会科教司召集国内知名医学教育专家、医疗行政管理专家、美国知名教学医院（华人）住培项目负责人和带教师资组成专家论证组，对联盟共识进行了五轮专家论证，工作组根据专家意见和建议做相应修改，得出最终的联盟住院医师核心胜任力框架共识。

联盟共识确定了住院医师应具备的六大核心胜任力项目：职业素养、知识技能、病人照护、沟通合作、教学能力和终生学习（图2-3）。每项核心胜任力均下设子项目3～4条，并设计使用包含6种颜色的六边形结构作为核心胜任力框架的标志性图形（图2-4），代表六大核心胜任力相互交织，相辅相承。

职业素养	知识技能	病人照护	沟通合作	教学能力	终生学习
· 职业道德 · 敬业精神 · 人文素养 · 系统改进能力	· 理论知识 · 临床技能 · 临床思维	· 临床决策 · 患者管理 · 患者教育	· 医患沟通 · 团队合作 · 领导能力 · 管理能力	· 临床带教 · 医学科普 · 跨专业教学	· 自我提高 · 循证医学 · 审辩性思维 · 学术研究

图2-3　联盟住院医师核心胜任力框架

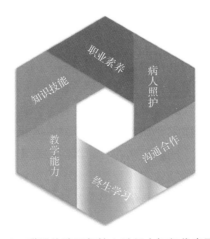

图2-4　联盟住院医师核心胜任力框架代表图标

联盟版的《住院医师核心胜任力框架共识》在2018年9月协和住培国际论坛正式对全社会发布后，反响强烈。这是由国家卫生行政管理部门、我国顶级的住培教学医院和医学教育领域专家学者以及美国医学教育专家共同参与，采用科学的方法研究制定的，适合中国国情的住院医师培训指导性文件，这一文件也得到了国家卫生健康委员会、中国医师协会住培管理部门的接受和认可。在此基础上，联盟各医院派出内、外、妇、儿、全科五个专业的优秀师资组成工作组，于2018年底开始了中国版住培胜任力评价体系中里程碑系统的研究工作。联盟的这一系列工作，体现了国内顶级教学医院在医学教育改革中肩负的使命和责任，为国内同道起到了表率作用。2020年，中国医师协会发布的《住院医师规范化培训内容与标准（2020修订）》参考并借鉴了《中国住院医师培训精英教学医院联盟住院医师核心胜任力框架共识》，标志着联盟研究工作的阶段性成果。

四、胜任力为导向的医学教育在中国落地的难点与机遇

近几年，国内很多医学教育领域的专家学者和住院医师培训管理机构都在大力地探索第三代医学教育体系在国内医学教育领域，特别是住院医师培训中的落地或本土化。通过翻译国外相关著作和科研文章、邀请国外专家学者讲课、举办培训、出访参会等形式，将先进的知识理念方法引进来，也开展了一系列的临床教学实践。应该说第三代医学教育体系在国内医学教育领域已经得到了比较广泛的认知，在很多教学医院已经开展了相关的教学实践。但同时，这一体系在中国的本土化过程中也遇到了一定的困难。

第一，国情不同。我国医学教育资源发展还不平衡，很多教学医院还缺乏足够的优秀师资，缺乏足够的教学软硬件资源。很多一线教学老师同时也承担着繁重的科研和临床工作。他们的教学时间没有得到很好的保障，在教学上面的投入也没有得到很好的补偿。而胜任力为导向的住院医师培训需要临床教师密切关注学生的能力成长情况，频繁地进行连续评估，耗费很多精力和时间。在国外，住院医师培训仍然是精英教育的延伸，很多住院医师培训机构的师生比都超过1:1，甚至为2:1，而国内一个临床教师多需同时带教多名住院医师，此时如何保证教学质量是一项巨大的挑战。国内尚未在教学医院中真正形成将教学作为一种职责或者使命的普遍观点，教学绩效与评审职称、个人绩效以及收入并不挂钩，教学成为了额外负担。很多医生热爱教学，但多是凭借热情，并没有充足时间和精力去接受教学相关的培训。

第二，尽管胜任力为导向的第三代医学教育体系已经在国内宣传推广多年，

但是国内全面深入了解这一理论体系的临床带教老师仍相对较少。事实上，如果教师或者学生中任何一方不能充分理解胜任力为导向的教学体系，两者之间就很难形成良好互动，进而直接影响培训效果。第三代教育体系对带教老师的能力要求尤为苛刻，仅有教学热情是远远不够的，需要深入学习教学的理论，特别是评估、反馈的理论方法等。胜任力为导向的医学教育事实上也对临床带教老师的核心胜任能力提出了相应的要求。

第三，尽管胜任力为导向的住院医师培训体系的落地有助于实现医生的同质化培养，且医生同质化又是我们现在最为迫切的目标；但是无论是提高师资水平，还是发力提升学生水平，其核心都要提升住培基地的整体水平，甚至对住培基地进行更为惨烈的优胜劣汰，这会对现有格局产生地震样影响。

第四，胜任力为导向的住院医师培训将延长住院医师培训周期，增加住院医师培训的强度，可能会导致住院医师在培训中承受更多的心理压力和工作压力，产生相应的一系列问题，包括健康心理问题或医疗安全问题。无法达到胜任力要求，且在反复考评中不能持续改进，在培训中出现问题的住院医师，将面临被淘汰的尴尬境地。淘汰机制具有两面性：要求严格的培训机构使用淘汰制，可能导致学生分流，而要求宽松的基地反而被学生趋之若鹜，但结业学生的质量堪忧。如何形成在保证有充足的完成住院医师培训人员产出的同时，又持续性改进提高结业学生质量，是一个较难解决的问题，因为质和量很难兼得。

事实上，当前的教学医院，无论是教学管理者还是教学实施者，均不是在以胜任力为导向的医学教育体系下培训出来的，因此他们对胜任力为导向的医学教育的深入认识依赖于长期的学习和实践，在这个过程中就会有各种各样的误解、抱怨，也会有一些错误的操作，这些都是探索过程中的必由之路。

胜任力导向的医学教育在中国落地需要结合中国具体国情，一方面，需要医学教育工作者逐步摸索，提高自身的理论学习水平，另一方面，也需要整个社会，包括医疗卫生行政部门，所有的利益相关方一起推进才能够最终实现本土化。

胜任力为导向的医学教育和很多外来的先进技术思想一样，都需要本土化，这个本土化过程是一个以点带面的过程，就像洛克菲勒在中国建立北京协和医学院，成为现代医学在中国普及的切入点一样。目前应该选择教师资源和学生素质、教学管理水平已有相当基础，且具有丰富临床教学资源和优良教学传统的大型教学医院先行试点切入，而联盟正是充当了这一切入点的角色，并牵头研究制定了《中国住院医师核心胜任力框架共识》。

联盟通过制定核心胜任力和评价体系的工作，让一大批对教学有兴趣的优秀师资，通过研究和实践的过程，深入了解其蕴含的科学理论，进而成为一批推行胜任力导向的医学教育体系的优秀领导者，之后他们将继续在各自所在的地区和医院推广和实践这一体系，并逐步向全国推广。这是一个典型的以点带面的过程，同时也是一个临床带教师资专业化的过程，过程中会逐渐形成对带教师资核心胜任力的标准和解释。

"健康中国"的目标为中国的医学教育指明了方向，无论是胜任力为导向的医学教育，还是其他先进临床培训技术、体系、理论的应用，都必须符合中国国情，具有中国特色，满足人民群众的根本利益。我们希望培养的未来型住院医师、专科医师所具有的胜任力，其核心是全心全意为人民、为国家和社会服务。

（景　泉）

第四节　临床医学教师的胜任力

临床医学教师是临床医疗工作和临床医学教育的主体承担者，临床医学教师常常认为自己的职责主要基于医疗职业胜任力，忽略了教师职业所应具有的胜任力。一名优秀的临床医学教师的作用不仅仅是上好课，应在更多方面体现其价值。本节将重点阐述临床医学教师的定义和胜任力，对教师胜任力的深入理解有助于临床医学教师培训项目的设计和实施。

一、临床医学教师是医学教育的核心力量

临床医学教师具有多重角色，概念有广义和狭义之分：广义指在临床教学基地包含实习、教学和附属医院，从事医学生临床教学工作的临床医师、护师、技师和药师等；狭义则仅包含从事医学生临床教学工作的临床医师。

医生在我国又称医师，"师者，所以传道授业解惑也"。医师需要传递医道（医学理论）、教授技能（医学技术）、解答困惑（坚定信念）。早在14世纪，英语单词"doctor"就成为医生的称谓，这一单词来源于拉丁语"doceo"，意为"I teach（我教学）"，代表教学是临床医生的重要职责之一。英国医学教育委员会2006年在其发布的医学教育规范中指出，所有医生均应主动参加教学活动，参与教学活动的医生必须具备基本的技能、态度和教师胜任力。可见从古至今，无论何种文化背景，临床医学教师都是医学教育的核心，是直接影响医学生学习效果和发展方向的关键性因素。优秀的临床医学教师需要具备相应的胜任力，对教学工作的培训也需围绕教师胜任力进行。胜任力为导向的医学教育体系是医学教育进步、改革、创新发展的重要内容，胜任力的相关概念在不断更新，并兼顾地域

差异、组织文化和时代特点等，需实现在医学教育改革和时代发展背景下的迭代更新。

现代医学教育改革贯彻以学生为中心的教育理念，强调促进学生自主学习的教学方法，实施以胜任力为导向的医学教育改革，这是否意味着教师的责任和价值有所削弱？事实上，伴随时代变迁、学习模式和教育理念的变化，教师更需要武装新理念、学习新技能、具备与时俱进的胜任力，其在教育教学中的重要价值愈发突显。临床医学教师肩负着培养下一代医学专业人才的重任，肩负着新时代医学教育改革发展的重任。

二、临床医学教师面临的挑战

促使临床医生主动承担教学工作的原因很多，如医生具有培养医学接班人的责任感、教学工作带来内在满足感、教学活动可辅助自身知识的与时俱进和不断提高、学生的成长进步可带给教师职业成就感、与学生建立长期正向的职业联系，均可增加临床医生的职业满足感与成就感。尽管参与临床医学教育具有上述正面意义，但临床医学教师往往同时面临其他方面的挑战，包括：①高负荷临床工作、临床或基础研究工作以及所承担的管理工作等挤占教学时间和精力；②每个医院的教学文化和环境不同，影响医生对教学工作的态度；③医学教育在不断发生变化，临床医学教师需要不断学习才能适应医学教育理念和教学方法的改变；④医学教育本身是一个复杂的职业，既是一门技术又是一门科学，对临床医学教师有着极高的要求。

临床医学教师通常需要兼顾医、教、研、管等多方面工作，只有非常少数专职从事教学工作。在很多单位，教学工作未能受到重视和认可，特别是职称晋升、绩效激励机制仅仅强调科研产出及医疗工作等内容，严重影响了医生从事教学工作的热情，迫使医生对教学工作的重视程度远逊于科研和医疗工作。更有甚者认为不精于临床、科研工作的医生才去从事教学，这种对待教学工作的态度和认知严重阻碍了医学教育的发展。创建重视教学的文化和环境、通过有效的激励机制对教学工作进行鼓励是医学院及医院管理层面的重要职责。在实际工作中，很多优秀的医生都有这样的体会：医疗工作的精进有助于促进教学，特别是提高教学中的权威性并成为学生效仿的榜样；从事科研工作的临床医学教师能够在教学的过程中注入更多激发学生兴趣的内容，鼓励学生发现并提出科学问题。

伴随医学教育的革新，新的教学手段和方法替代了传统的课堂授课，如基于问题的学习模式，这些对临床教师有着更高的要求。以PBL为例：教师对小组学习的组织和辅助技巧、教师对教案的精心设计（提出问题）均需与课程目标紧密结合、教师对学生课堂表现的评价也力求全面、客观。教师的能力、专业水平和投入程度将直接决定医学生的学习效果。为满足上述医学教育革新的需求，需要对临床医学教师进行针对性的师资培训，培养具有教学热情、掌握先进教学理论与方法、熟练运用多种教学技巧的优秀临床教师。医学教育既是一门技术也是一门科学，并非单纯实践，应进行系统性的理论学习。

三、临床医学教师的胜任力模型

（一）概念

胜任力概念源于管理学，相对公认的是美国心理学家斯潘瑟（Spencer）与麦克利兰提出的概念，即胜任力是区分高绩效者和一般绩效者的个体深层次特征，由知识、技能、动机、特质、自我形象、态度或价值观等内容组成。临床医学教师的胜任力不只限于授课这项基本技能，还应包括沟通、知识、价值观和反思等多层次、多角度的内容。胜任力是可通过学习和培训实现提升的，我国学者采用文献研究方法系统梳理和总结了2005年1月至2020年3月间国内有关临床医学教师胜任力的相关研究，发现在此期间研究数量从无到有，不断上升，研究内容主要集中于模型构建，临床教师胜任力的实际应用、现状及影响因素等。但相关研究的广度和深度有待提高，且缺乏后续实证研究，研究对象分布不均衡。因此，我国目前关于临床医学教师胜任力尚未形成具有共识性的框架。

（二）意义

首先，临床医学教师胜任力为医学教师的成长提供指导，帮助教师明确医学教育所要求的特定能力；其次，为教学管理部门制订教师发展计划、师资培训项目的概念设计提供方向性指导意见；再次，还可作为医学院校的教学审核评估内容以及评估医学院校医学教育教学质量的评价标准；最后，还可作为医学教育研究的工具。

优秀的临床医生并不能自然成为优秀的临床医学教师，仅仅掌握疾病或患者照护相关知识是远远不够的。临床医学教师需要具备系统性讲授知识、成为学生的榜样、对学生进行评估并提供反馈等能力，在当前临床教学时间有限的情况下，教师胜任力框架的搭建可辅助教育机构改进培训项目、指导临床医学教师深入思考，以更加集中和精确的方式进行教学并提供反馈和评估，从而提高医学教育质量。在时间、经费等各项资源充分供给的背景下，完善的胜任力框架可以协助从国家到机构各个层面确定资源分配的优先顺序，帮助医学教育管理者尽可能满足所有利益相关者的需求，进而以不同的方式激励教师。

（三）相关研究

国内外均有关于临床医学教师胜任力的相关研究，从研究方法学以及研究内容的先进性和实用性等方面，以下几项研究值得深入学习。2011年，美国加州大学戴维斯分校医学院斯里尼瓦桑（Srinivasan）医生等组织美国和加拿大医学教育专家遵循德尔菲法则，提出六项临床教育者的核心胜任力，包括：①医学知识；②以学习者为中心；③人际沟通技能；④专业精神和榜样；⑤基于实践的反思；⑥基于体系的实践。2015年，德国医学院个人和组织发展委员会在德国发布包含六个维度21项胜任力条目的医学教师胜任力框架，六个维度内容与2011年斯里尼瓦桑医生等的研究相近，包括：医学教育行动、以学习者为中心、社交和沟通能力、榜样和专业精神、个人教学实践的反思与推进、体系相关的教与学。在每一维度中分别扩展了不同的条目。2018年，英国医学教育家罗纳德·哈登（Ronald Harden）和帕特·利莱（Pat Lilley）教授在他们的著作《医学教师的八种角色》（*The eight roles of the medical teacher*）中阐述了医学教师的不同角色：知识的提供者和教练、学习辅助者和导师、课程开发和实施者、评价者和诊断者、榜样、管理者和领导者、学者和研究者、专业领域专家。胜任力与角色的内涵既有重叠，也有所不同，每一类角色对应与其需求相适应的胜任力，胜任力紧密围绕作为不同角色的主体。斯里尼瓦桑医生等针对不同的角色，还补充提出适合特殊岗位（角色）的胜任力内容，即项目设计和实施能力、评估和学术奖励能力、领导力和导师胜任力。

国内也有针对临床教师胜任力模型的相关研究。2010年梁茜等发表了高等医学院校临床教师胜任力模型体系。通过分析40位某附属医院临床教师的行为访谈，建立包含20项胜任力因子、6组临床医学教师胜任力的模型。与国外体系的建立方法有所不同，该模型来源于访谈资料的编码和分析，虽然并非严格意义上的德尔菲法，但也在国内教育研究领域中率先提出了一个新的研究课题。表2-4中列出该模型的族名称和胜任力因子。

表2-4　高等医学院校临床教师胜任力模型

族名称	胜任力因子
冲击与影响族	工作激情
管理族	培养他人、团队合作
认知族	专业知识、分析式思考、系统思维

续　表

族名称	胜任力因子
成就与行动族	成就导向、创新、主动性、信息收集
帮助与服务族	责任心、沟通、解决问题能力、以人为本
个人效能族	内省、敬业、诚信正直、应变能力、自信、自我控制

（四）主要内容

我国尚无共识性临床医学教师胜任力框架，借鉴国外相关的报道，临床教师胜任力可分为适用于全部临床医学教师的基础核心胜任力、针对不同教学相关角色的特殊核心胜任力。

1. **基础核心胜任力**　主要内容可分为以下6项：医学知识、以学习者为中心、人际沟通技能、专业精神和榜样、基于实践的反思、基于体系的实践，每一项的定义和所包含内容详见表2-5所示。

表2-5　临床医学教师基础核心胜任力框架

框架名称	定义	具体内容
医学知识	指教授其专业领域内医学知识并评价学习者学习情况的能力	辅助学习者在其专业领域内实践高质量的患者照护。教授学习者如何应用有效照护患者所需的既定和不断扩展的知识。教授学习者优先处理患者照护问题并进行多任务处理，包括识别危重患者等。为学习者的额外技能发展提供资源 评估学习者在知识、技能和态度方面获得的进步 根据学习者的能力为他们提供相应的责任（或任务）
以学习者为中心	承诺以学习者的成长为根本出发点，帮助学习者在专业领域内成长	尊重每位学习者：教师需重视每一位学习者对教育/学习环境的贡献。表现出对每一位学习者作为个体的敏感性和响应能力，包括尊重隐私、自主性和职业界限。展示对学习者多样性的敏感性和响应能力，包括能力、是否有残疾、性别、年龄、文化和种族，尊重学习者的个体化差异 致力于每一位学习者的成长和技能发展：教师需意识到对学习者的竞争性要求和可能会影响学习者成长的个人/专业问题。发现学习者的学习障碍并帮助他们克服。能够识别陷入困境的学习者，提供机构内适当的资源帮助学习者 创造一种促进学习的学习氛围：教师需能够激发每位学习者的最佳潜能，同时尽量减少不必要的行为。营造开放的氛围，促进就临床问题的不同解决方法进行对话，促进有关影响职业发展的个人/专业问题的对话

框架名称	定义	具体内容
人际沟通技能	教师具备灵活定制教学和沟通方式的能力，以达到促进学习的目的	教师以激发和吸引学习者的方式传达期望、目标和信息 教师根据学习环境和学习者的需求，量身定制沟通方式和教学策略以优化学习 教师通过直接观察或提问确定每位学习者的先验知识和技能 教师向每位学习者提供具体的反馈建议，以帮助学习者提高 教师对解决问题的替代方法持开放态度 教师鼓励学习者在社会环境中解决问题 在遇到职业冲突时教师通过沟通促进对话和理解
专业精神和榜样	教师展示最佳的教育和临床相关的实践，为学习者树立行为榜样	教师通过示范专业行为，激励学习者在其专业领域取得卓越成就 教师在教学中坚持道德原则，表现出同情心和正直 教师在专业领域示范专业实践标准 教师及时了解其专业领域内的教育实践和资源
基于实践的反思	教师展示持续的自我评估，为提高作为教育者的效率和能力而终身学习	教师定期反思教育实践。教师在教学互动过程中和互动后注重进行反思。积极地从包括学习者在内的多个来源寻求关于自己教学质量和有效性的意见和反馈。利用反馈和自我评估来发现教学的优势和劣势。修改教学技术和方法，以改进当前的教学实践 教师根据自我评估制订个人教育目标并实施实现这些目标的计划 寻求教师发展机会以改进教育实践，如接受教师发展培训、参观学习等
基于体系的实践	教师利用更大的医学教育体系内的资源来激励学习者并提供最佳的教学和学习	教师利用医学教育资源激励学习者、协调教学、优化学习环境。寻求和利用机构内的资源，改善其专业领域的医学教育和教学环境。寻求并与他人合作，利用机构外的资源。利用更广泛的医学教育资源，包括共享课程和国家组织机构提供的资源等 教师募集资源以在其专业领域内成功进行教学 教师预测他们专业领域内的趋势将如何影响临床实践，并计划课程变化以满足这些需求

2. 特殊核心胜任力　在上述临床医学教师基础核心胜任力之上，对于担任教学管理工作的临床医学教师如学系主任、教研室主任、住院医师规范化培训基地负责人、教学管理部门负责人，以及担任研究生导师还需具有与承担角色相匹配的特殊核心胜任力。特殊核心胜任力包括项目设计和实施能力、评估和学术奖励能力、领导力和导师胜任力，具体内容见表2-6所示。

表2-6　临床医学教师特殊核心胜任力

胜任力分类	定义	条目	具体内容
项目设计和实施能力	承担项目（课程、教学项目）设计和实施角色的管理者应能够设计和实施合理的、可持续的教育教学计划	项目开发能力	在项目设计和实施中理解和应用医学教育的主要理论；主动寻求概念模型和教育最佳实践方面的培训；主动寻求合作者完善其专业领域之外的内容或方法；了解当前学习环境的优势和劣势 对课程开发采用审慎、细致、周密的方法；进行需求分析以确保计划目标和内容是适当和相关的；根据学习者、患者和当地卫生系统的需求，制订优先学习目标和教育目标。在流程早期邀请关键开发人员（如技术开发等）和利益相关者参与进来。了解教学模式的进步，包括模拟教学和其他新兴教学技术 协商并募集适合发展范围的资源
		项目执行能力	了解计划实施资源的可用性和限制。预测实施过程中可能发生的障碍，包括缺乏机构和教师支持、缺乏资金和员工/技术支持、惰性和学习者限制等。收集资源以克服关键的实施障碍。培养员工和关键人员的发展，促进具体项目的实施 让主要利益相关者（包括学习者和管理人员）参与实施 制订计划实施的分步流程
		保障项目计划的可持续性	在实施过程中开始继任计划，以确保项目在关键教育者不可及时保证连续性 创建强大的人员基础储备，包括认证、培训和让其他感兴趣的教育工作者和工作人员参与进来 通过根据反馈（来自学习者/教育者）、自我反思和外部实践/环境需求更改计划来确保相关性和可持续性 及时向主要利益相关者提供反馈，以改进问责
评估和学术奖励能力	利用学术和实用的方法，利用研究领域的新知识，对教学相关项目和过程进行优化和评估	评估	在内容开发过程中制订对学习者和项目进行评估的计划 建议采用可被量化的学习结果进行评估；选择与目标和资源相匹配的评估范围；考虑对结果进行多角度评估，如学习者、患者、社区、自身、员工、教职人员、项目和机构等；确定最有可能获得关键性学习成果的评估方式 了解不同类型评估模式的优缺点，包括测试/问卷以及非测试/问卷模式，能够独立或联合专家共同获得或开发适当的评估技术。应用针对个人或团体的多种评估技术，包括模拟器、标准化患者、直接观察、学习档案、临床表现评估（如回顾视频、图表和档案等）、经过信效度检验的书面工具或调查问卷。选用评价项目的多种评估手段，如患者结局、国家基准考试、与其他机构的比较以及参与者评估等。在评估的过程中应考虑到现有评估工具的适用性和局限性。同时，具有制订新型评估技术的能力和执行力 结合定性和定量分析方法研究教育教学改进成效；需对评估员进行适当的方法学培训；可按需求招募统计人员支持和相应资源支持

胜任力分类	定义	条目	具体内容
		学术奖励与传播	通过出版物、会议和研讨会与其他机构以及国内外专家分享来评估项目的产出和结果 制订计划，在适当的场所对项目进行传播和宣传 通过项目实施和评估发现未解决的问题，并制订下一步计划 在交流传播的过程中产生和分享改进或创建项目的新想法
领导力	教育者应具备一定的领导力，为医学教育创造一个共同的愿景，同时预测未来的需求，并创建团队成员可以成长和成功的系统	具有远见	主动接受并开展变革：预测未来会影响医生培训的医学和社会变化。主动（而非被动）改变机构和计划，以满足预期的未来变化。管理可持续改进的整体发展过程 围绕主要教育目标达成共识：优先考虑群体和新项目的竞争需求，以进行适当的资源分配。乐于倾听并作出改变 以可持续发展的方式实施远景规划
		发展领导力	培养下一代的教育领导者：招募、培养并留住人才（学习者、教职人员、员工）。以合乎逻辑的方式分配任务的责任和权利。逐步提高有能力个体的目标、责任和权利。在担任领导职务时即开始制订继任计划 促进教职员工的职业成就感：为领导力和技能培养创造机会。建立制度来表彰和奖励那些达到、超过目标的人。创建系统来识别和纠正那些不符合标准的人
		组织文化	创建有弹性、灵活、可变、可靠、并在稳定与增长之间取得平衡的组织系统 监测和响应项目和机构的绩效结果 适当地为项目提供资源以确保成功，管理预算和资源以实现计划目标。从内部和外部来源筹集资金和资源 营造安全和信任的文化，鼓励并使用建设性反馈来改进计划
导师胜任力	临床医学导师承担全方位指导学生的任务，既是临床医生，又是研究者，是研究型医院的重要人才储备和师资力量。规范导师的胜任力并对其进行评价，不仅能促进学生的职业发展，更能推动医学人才培养体系的完善，促进医院、医学院的高质量创新发展	提高导师的自信程度、核心技能、自我效能、领导力	北京协和医院率先在国内引入美国西北大学医学院临床和转化研究中心开发的导师胜任力评估量表（mentor competency assessment，MCA）并对其进行汉化和信效度验证。中文版MCA包含：保持有效沟通、建立一致的预期和目标、评估学生、培养独立性、尊重多样性、促进学生的职业发展。上述6方面因素既相互独立，又存在一定的内在关联
		以学生为中心	为学生提供支持、鼓励、启发和培养。通过合作和反馈帮助学生掌握个人发展所需的技能，为学生制订个人发展规划或开发资源以实现其目标。随着学生技能的发展，了解如何从导师-学生角色转变为同伴角色

四、结语

本节详细阐述了临床医学教师的定义和价值、面临的机遇和挑战、应具备的基础核心胜任力和特殊核心胜任力。围绕教师胜任力制订个人职业发展规划、开展师资培训、进行人才评价、参与教研项目，是现代医学教育改革的重要内容，也是医学教育发展的方向。重视以学生为中心的教育理念，实施以胜任力为导向的教育改革，需先从具备胜任力的师资力量培养入手。建立适应我国当前社会环境等因素的临床医学教师胜任力共识框架应作为目前的重点工作内容之一。

（李　玥）

参 考 文 献

[1] 肯尼思·卡尔曼. 卡尔曼医学教育史：昨日、今日和明日学识传承［M］. 管远志，潘慧，译. 北京：中国协和医科大学出版社，2014.

[2] 周鸿艳. 中国古代医学教育简史［D］. 黑龙江中医药大学，2007.

[3] 段丽萍，汪玲. 北美国家医学教育的历史与现状［J］. 学位与研究生教育，2007（3）：69-73.

[4] 姜众，陈雄鹰，钱湘，等. 美国住院医师规范化培训的历史和现状［J］. 中国毕业后医学教育，2017，1（1）：71-76.

[5] 刘瑞梓，鲁映青. 论21世纪医学教育改革与发展：《弗莱克斯纳报告》的启示［J］. 中华医学教育探索杂志，2011（1）：36-39.

[6] 罗伊·波特. 剑桥插图医学史［M］. 张大庆，译. 济南：山东画报出版社，2007.

[7] 福梅龄. 美国中华医学基金会和北京协和医学院［M］. 闫海英，蒋育红，译. 北京：中国协和医科大学出版社，2014.

[8] 鲍尔斯. 中国宫殿里的西方医学［M］. 蒋育红，张麟，吴东，译. 北京：中国协和医科大学出版社，2014.

[9] 玛丽·布朗·布洛克. 洛克菲勒基金会与协和模式［M］. 张力军，魏柯玲，译. 北京：中国协和医科大学出版社，2014.

[10] 玛丽·布朗·布洛克. 油王：洛克菲勒在中国［M］. 韩邦凯，魏柯玲，译. 北京：商务印书馆，2014.

[11] 北京文史资料委员会. 话说老协和［M］. 北京：中国文史出版社，1987.

[12] 赵玉沛，姜玉新，张抒扬，等. 中国现代医院史话·北京协和医院［M］. 北京：人民卫生出版社，2021.

[13] McGaghie W C, Miller G E, Sajid A W, et al. Competency-based curriculum development in medical education：an introduction［M］. Geneva：World Health Organization，1978.

[14] Harden R M, Crosby J R, Davis M H, et al. AMEE Guide No.14：Outcome-based educa-

tion：Part 5-From competency to meta-competency：a model for the specification of learning outcomes［J］. Med Teach，1999，21（6）：546-552.

［15］Kohn L T，Corrigan J，Donaldson M S. To err is human：building a safer health system［M］. Washington，D.C. ：National Academy Press，2000.

［16］Leach D C. Changing education to improve patient care［J］. Qual Health Care，2001，10（Suppl 2）：i54-i58.

［17］General Medical Council. Tomorrow's doctors：Recommendations on undergraduate medical education［M］. London：General Medical Council，2003.

［18］Holmboe E S，Rodak W，Mills G，et al. Outcomes-based evaluation in resident education：creating systems and structured portfolios［J］. Am J Med，2006，119（8）：708-714.

［19］General Medical Council. Tomorrow's Doctors-Outcomes and standards for undergraduate medical education［M］. London：General Medical Council，2009.

［20］Green M L，Aagaard E M，Caverzagie K J，et al. Charting the road to competence：developmental milestones for internal medicine residency training［J］. J Grad Med Educ，2009，1（1）：5-20.

［21］Frank J R，Snell L S，Cate O T，et al. Competency-based medical education：theory to practice［J］. Med Teach，2010，32（8）：638-645.

［22］Iobst W F，Sherbino J，Cate O T，et al. Competency-based medical education in postgraduate medical education［J］. Med Teach，2010，32（8）：651-656.

［23］Nasca T J，Philibert I，Brigham T，et al. The next GME accreditation system--rationale and benefits［J］. N Engl J Med，2012，366（11）：1051-1056.

［24］Holmboe E S，Call S，Ficalora R D. Milestones and Competency-Based Medical Education in Internal Medicine［J］. JAMA Intern Med，2016，176（11）：1601-1602.

［25］Holmboe E S. Competency-Based Medical Education and the Ghost of Kuhn：Reflections on the Messy and Meaningful Work of Transformation［J］. Acad Med，2018，93（3）：350-353.

［26］Edgar L，Roberts S，Holmboe E. Milestones 2.0：A Step Forward［J］. J Grad Med Educ，2018，10（3）：367-369.

［27］Tekian A，Ten C O，Holmboe E，et al. Entrustment decisions：Implications for curriculum development and assessment［J］. Med Teach，2020，42（6）：698-704.

［28］中国住院医师培训精英教学医院联盟. 中国住院医师培训精英教学医院联盟住院医师核心胜任力框架共识［J］. 协和医学杂志，2022，13（1）：17-23.

［29］Budden C R，Svechnikova K，White J. Why do surgeons teach? A qualitative analysis of motivation in excellent surgical educators［J］. Med Teach，2017，39（2）：188-194.

［30］Spencer L M，McClelland D C，Spencer S M. Competency assessment methods：history and state of the art［M］. Boston：Hay McBer Research Press，1994：85-90.

［31］Srinivasan M，Li S T，Meyers F J，et al. "Teaching as a competency"：Competencies for medical educators［J］. Acad Med，2011，86（10）：1211-1220.

［32］Görlitz A，Ebert T，Bauer D，et al. Core competencies for medical teachers（KLM）-A position paper of the GMA Committee on personal and organizational development in teaching［J］. GMS Z Med Ausbild. 2015，32（2）：Doc23.

［33］李庆林，张进，张淑娥，等. 临床教师胜任力研究现状分析［J］. 中华医学教育杂志，2021，41（4）：314-317.

［34］梁茜，吴永平. 高等医学院校临床教师胜任力因子的探析［J］. 中华医学教育杂志，2010，30（5）：693-696.

［35］李玥，张丁丁，佟元任，等. 临床和转化医学研究导师胜任力评价量表的汉化和信效度分析［J］. 中华医学教育杂志，2021，41（5）：472-476.

第三章

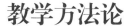

教学方法论

第一节　床旁教学方法

临床医学是实践性学科，临床诊治需要"临床"（即在患者床旁）来完成，那么临床教学也同样需要"临床"来实现，即床旁教学（bedside teaching）。床旁教学是在实际患者身上进行的临床教学，在医学生临床见习、实习和住院医师培养过程中占有举足轻重的地位。床旁教学的教学三角包括患者、学生和教师，这三个角色必须同时出现在一个临床情境里，每个角色都为教学三角贡献自己的价值。例如，学生带来医学知识和渴望学习的热情，教师带来知识的深度、指导，并愿意帮助学生学习和建立联系，最后患者将相关的临床问题呈现到面前，供学生来学习。一个有效的学习环境需要三位一体共同合作，任何一方的阻碍都会降低床旁教学的有效性。

一、床旁教学的由来

"To study the phenomena of disease without books is to sail an uncharted sea whilst to study books without patients is not to go to sea at all." 和 "Medicine is learned by the bedside and not in the classroom." 两句名言是一个多世纪以前床旁教学的最伟大推动者之一威廉·奥斯勒（William Osler）提出的。床旁教学是临床技能、沟通技能、职业素养融合教学最有效的方式。床旁教学是带教老师组织学生或住院医师进行集体的、结合典型病例的讲解，让学生对患者进行病史询问、记录、报告，亲自动手进行体格检查，观察或展示患者的体征，让学生结合已掌握的理论知识，提出初步诊断和鉴别诊断、需要采取的检查和检验、制订初步的诊疗计划和方案等，最后由带教老师进行综合讲解和总结。床旁教学能使学生对疾病有更全面的了解，对接诊患者和分析病情有更深刻的认知，并促进课堂理论学习与临床实践操作技能的结合，让学生通过主动地动脑和动手加深对理论知识和临床技能的理解和运用，有助于消除学生初次接诊患者和进行医疗行为的紧张心理，激发学生的参与热情，并提升医患沟通能力。

二、床旁教学的现状

科技的进步和医疗检测技术的发展使越来越多的医生依赖于现代科技的检测和诊断，在教学中较多使用多媒体教学而缺少床旁教学和示范，使得很多年轻医生临床基本功薄弱，对重要病史、特征性体征认识不足，临床思维和逻辑推理能力较弱，动手实践能力不强，知识面狭窄，人文精神欠缺，协调能力和社会适应能力不足。而传统医学教育模式存在着理论和实践脱节的问题：床旁教学时学生太多，亲自接触患者有限，学生印象不深。临床教师也往往疏忽对临床教学的反馈，床旁教学的机会也因为患者出院快、病房周转压力大、可能会侵犯患者隐私等因素而减少。在美国，也仅有不到25%的临床教学是在床旁进行的，不足5%的时间用于观察学生的临床技能和纠正考核中的错误。由此可见，临床教学中需要进一步加强床旁教学。

三、床旁教学的方法

床旁教学内容和组织形式虽不是固定和僵化的，但应围绕着床旁教学前、床旁教学中、床旁教学后来有序、有组织进行。床旁教学在临床中多以查房（rounds）的形式完成。如果床旁教学时间有限，也可以采取1分钟教学模型（one minute preceptor，OMP）或SNAPPS形式进行，以短平快的方式达到教学目的。OMP包括：Get a commitment（了解学员的思路和判断），Probe for evidence（询问学员判断的依据），Reinforce what was done right（强化正确的做法），Correct mistakes（纠正错误）和 Teach a rule or pearl（教授一条规则）。而SNAPPS包括：Summarize the case（总结病例），Narrow the differential（缩小鉴别诊断），Analyze the differential（分析鉴别诊断），Probe the preceptor（与教师共同探究），Plan management（提出处理计划）和Select an issue for self-directed learning（选择一个问题进行自我学习）。

以床旁教学查房为例，详细解释围绕床旁教学查房实施中的12个要素，详见表3-1。

表3-1 床旁教学查房的12个要点

时间顺序	教学内容
查房前	准备
	计划
	明确目标
查房中	介绍
	互动
	观察
	指导
	总结
查房后	引导性复盘
	反馈
	反思
	再准备

（一）查房前

1. 准备 准备工作是进行有效教学查房的关键因素，尤其对于那些不熟悉床旁教学查房技巧的临床教师。床旁教学查房前的准备工作如下。

（1）熟悉要教授的临床课程。

（2）了解所教学员的知识和临床技能的实际水平。

（3）通过阅读、借助多媒体和互联网、向资深临床专家学习，提升教师对病史采集、解决临床问题和考核学员的能力。

（4）针对临床技能和教学方法进行师资培训，完善和提升准备阶段的工作。

2. 计划 每次教学查房前应该就床旁教学要实现的目标绘制一份计划路线图，即便没有按计划严格执行，粗略的计划路线图也可以帮助临床教师更有信心地站在床旁进行有序查房和教学。床旁教学不同于讲座授课，学员和患者可能会提出意想不到的问题，而教师并不一定知道答案，使床旁教学有"缺乏控制"的感觉，教师可能会陷入尴尬、羞于站在床旁。因此，教师在床旁教学前应做好以下计划，以提升教师的自信，并促进教学的顺利进行。

（1）选择什么患者进行床旁教学？

（2）确定每个患者花多长时间进行床旁教学？

（3）今天的主题是什么？观察学员的表现、展示病史采集、考核等。

（4）需要强调哪些具体内容？如病史采集、体格检查、交代坏消息等。

（5）计划哪些活动/环节让每个学员都参与到教学中？

3. **明确目标** 查房前要明确教学目标，让学员了解教学计划，告诉学员要学什么要做什么。如果教师对预期教学活动有一个计划或路线图，那么让学员遵从计划来进行是比较明智的做法。在本阶段可以如下进行。

（1）让学员了解教学活动的目标和计划，了解教师的期望。

（2）制订团队基本规则，端正床旁教学态度。

（3）给每一个小组成员分配角色，防止床旁教学练习时出现混乱，增加学员的参与度，最大限度地减少床旁学习时的厌倦感。

（4）有意识地避免床旁讨论一些敏感问题，这类问题应推迟到查房后讨论。

（二）查房中

1. **介绍** 带教老师向患者介绍自己和团队，强调床旁教学的目的和性质。在很多教学医院，医生团队查房时是一大组人巡视患者，患者一天内可能会看到不同的医生，有些医生在医疗和教学中疏于介绍自己，使患者困惑自己的主管医生是谁。因此，床旁教学开始前带教老师应当予以介绍。

（1）向患者介绍自己和团队。

（2）让患者了解查房或床旁教学的计划和内容，以消除患者在查房时和查房后的困惑。

（3）告知需要查房的目的是教学，某些讨论可能不是针对患者的疾病本身。

（4）如果患者希望家属陪在身边，在床旁教学时无须让家属离开。

2. **互动** 医患互动、师生互动是床旁教学的主要模式。在人们印象中往往认为患者在床旁教学时会感到不舒服。实则不然，患者在床旁教学时会感到被医生关注、重视，患者可以问问题并感受到自己是学员教学中不可或缺的一部分。医患互动的形式也为临床教师提供了宝贵的机会，向学员展示如何进行床旁诊疗，教授学生职业精神和床旁接诊态度。

3. **观察** 观察是以学习者为中心（learner-centered）的必要组成部分。观察学生在床旁与患者的互动是非常有启发性的，通过观察可以更好地评估学员与患者的沟通、病史采集和临床技能，评价学生解决问题的能力、知识和态度。这种评估也可以帮助教师进一步规划将来的教学查房。

4. **指导** 对学员暴露出来的问题进行温和的指导和纠正，而不是羞辱学员，真正"做教学"。床旁是教师、学员和患者三者进行互动最好的场所，教师应抓住可教学的时机，表扬学员做得好的地方，纠正知识、技能、态度等方面不足的地方，以达到有效和满意的教学效果。在实践中指导床旁教学应注意以下几方面。

（1）避免向学员提出不可能回答的问题。

（2）对于高年资学员没有回答上的问题，避免向低年资学员提问。

（3）必要时给予学员温和的指导。

（4）积极劝阻学员之间互相攀比。

（5）承认自己知识上的缺乏可能会让学员认识到自身的局限，并产生提问的意愿。

（6）教授职业精神和观察力。

（7）让所有学员都参与进来，以免无聊。

（8）避免冗长的说教式讨论，鼓励学员积极参与到讨论中来。

（9）强调教师愿意向学员和患者学习。

（10）临床技能演示只能在床旁进行。

（11）抓住可以教学的时机。

5. 总结　离开床旁前，教师需要总结本次床旁教学中教授和学习的内容。也可以给患者一份总结，告知关于讨论中哪些适用于他的疾病和管理；在本阶段关于患者的教育和咨询应尽可能简练。

（三）查房后

1. 引导性复盘　查房后离开患者床旁，给学员留出时间提问、引导性反馈、分配进一步学习任务。学员可以讨论患者病史中比较敏感的部分、鉴别诊断等，引导学生紧扣教学目标进行提问、解决困惑。

2. 反馈　每次床旁教学后都要进行反馈，指出哪些做得好，哪些做得不好。反馈宜简短，重点关注刚刚结束的教学查房的优缺点。这有助于提高未来教学查房的质量，激发团队士气，给学员表达挫败感及知识技能缺陷的机会，并进一步优化团队的教学目标。

3. 反思　每次查房后教师都要在脑海里反思一下在床旁都发生了什么，评估一下哪些教学活动进展得顺利，哪些不顺利，下一次该如何去做。反思是对观察、汇报和反馈阶段大量信息的整合和消化，也是反思教师在床旁教学中优缺点的机会，进一步优化和制订未来床旁教学查房的目标。

4. 再准备　经过反思后，教师开始为下一次床旁教学作准备，也就完成了床旁教学的一个循环。正如最初的准备有助于计划和实施教学一样，床旁教学前的准备有助于加强教师的临床技能，提高教学技能，增强床旁带教的信心，提高床旁教学质量。

四、床旁教学查房举例

以给见习学生（小组5～7人）进行床旁教学《黄疸》为例，遵循床旁教学查房12个步骤，按照查房前、查房中、查房后三部分进行，充分体现教师-学生-患者这一教学三角的关系和作用。

（一）查房前

1. 准备 以《诊断学》《内科学》和《外科学》为教材蓝本，结合黄疸相关理论知识，包括黄疸发生的病理生理学机制、黄疸的分类及相应疾病、典型梗阻性黄疸涉及的疾病病史、查体、化验和影像特征等。由于见习学生仅进行过相关理论学习，部分可能看过黄疸体征，但对黄疸患者的完整病史采集、体格检查、诊断和鉴别诊断等尚不熟悉，故本次床旁教学查房将围绕相关内容进行。

2. 计划 为了让见习学生床旁深入学习黄疸的诊断和鉴别诊断，选取消化科病房×床吴××，M/68岁，临床诊断胰腺癌致梗阻性黄疸。该患者为老年男性，进行性加重的黄疸1个月，无腹痛、发热等伴随症状，食欲下降，体重减轻5kg/月。既往史：2个月来发现糖尿病，空腹血糖7.8mmol/L，餐后2小时血糖13mmol/L。查体：皮肤巩膜重度黄染，呈黄绿色，颈部和锁骨上未及肿大淋巴结，腹平软，上腹可及一约3cm边界不清质硬固定包块，局部深压痛（＋），无反跳痛，移动性浊音（－）。肝功能：ALT 156U/L，AST 248U/L，GGT 1250U/L，ALP 837U/L，TBIL 186μmol/L，DBIL 137μmol/L。肿瘤标志物：CA199 362U/ml，CEA 14.5U/ml。腹部增强CT：肝内外胆管扩张，胰头占位。

计划床旁教学查房时间为30分钟，查房后反馈15分钟，请学生完成床旁病史采集、体格检查、查看辅助检查、报告病历及提出可能的诊断和鉴别诊断。

3. 明确目标 根据教学对象（见习学生）和教学大纲，通过本次床旁教学查房，希望学生掌握黄疸的分类和相应疾病、如何进行黄疸的鉴别诊断、黄疸患者病史采集和查体的要点等。一个见习小组中6名学生，分配A和B学生进行病史采集，C和D学生进行重点体格检查，E和F学生进行观察、提问和反馈，并提前告知学生，患者对病情不知情，在床旁讨论时要注意避免直接讨论或告知可能是胰腺癌的诊断。

（二）查房中

1. 介绍 带教老师带领一组见习学生进行床旁教学查房，来到×床，向患者进行介绍：老吴，您好，今天还好吧？有什么不舒服吗？我是消化科李大夫，今天我带着医大的见习学生要进行一次教学查房，学生们要问您一下生病的情况并给您做一下体格检查，希望能得到您的配合，查房过程中您有任何问题都可以提出来。

2. 互动　请A学生和B学生进行病史采集，A主要询问，B补充，包括现病史、既往史、个人婚育史和家族史；在学生采集病史后对于病史的重点询问，如黄疸出现的特点，进行性加重还是波动性；黄疸除了皮肤黏膜和尿色加深，是否有陶土样大便；是否伴有皮肤瘙痒；是否伴有腰痛、酱油色尿（鉴别溶血）；是否出现了体重下降和新发糖尿病；是否有肝炎史和特殊用药史；患者提供了哪些辅助检查，是否有肝功能、肿瘤标志物和腹部影像学。这些重要病史如学生有遗漏，可以先请观察者E和F进行补充询问，如仍未询问到，由教师进行示范。

请C学生和D学生进行体格检查，C主查，D补充，查体重点包括皮肤、巩膜黄染情况，浅表淋巴结是否有肿大，腹部肝脏触诊，是否有腹部包块、是否有移动性浊音等，如查体有遗漏或查体手法有问题，教师应予以示范和纠正。

请A学生汇报病历，包括病史、查体、辅助检查，总结病历特点和可能的诊断、鉴别诊断，这里需要回避胰腺癌的诊断，留在查房后讨论。

3. 观察　见习学生在给×床患者进行病史采集和查体过程中，教师及其他学生以学生为中心，围绕在学生和患者床旁，以观察者的身份参与查房和教学，学生发现问题可以提出并补充，教师发现问题可以予以纠正。

4. 指导　学生完成病史采集和查体后，教师首先感谢患者的积极配合，表扬学生有很好的爱伤精神和职业素养，能够对黄疸患者进行一整套的病史采集和体格检查，但如果在以下几方面能问得更详细完整一些，对于黄疸患者的病史采集就更完美了，包括：黄疸出现的特点？是否伴有腹痛、发热？是否有肝炎病史和用药史？是否有新发糖尿病史和肿瘤家族史？体格检查中重点进行腹部查体，尤其是肝脏触诊手法（示范），腹部浅触诊和深触诊手法（示范如何触诊腹部包块）。教师指导后可以让E学生和F学生重复腹部查体。

5. 总结　离开床旁前，总结本次床旁教学查房是为了学习黄疸的诊断和鉴别诊断，首先根据黄疸特点、肝功能检查、影像学，鉴别梗阻性黄疸（直接胆红素升高为主，胆管酶升高为主，有肝外梗阻表现）、肝细胞性黄疸（转氨酶升高为主）和溶血性黄疸（间接胆红素升高为主），然后再根据黄疸各分类相关疾病进行补充病史询问和体格检查，以及开具进一步辅助检查。

对患者表示感谢，并告知：您目前的情况我们考虑还是属于梗阻性黄疸，但造成梗阻的原因还不清楚，后期我们跟主管医生再共同讨论制订下一步检查和治疗的计划。

（三）查房后

1. 引导性反馈　离开床旁，引导学生对患者病情进行全面分析，包括无痛性梗阻性黄疸病因中肿瘤造成的胆道梗阻（如胰腺癌、胆管癌、壶腹癌等），这部分讨论是在患者床旁回避的部分，紧扣这部分内容进行重点讨论，提出诊断依据和鉴别诊断要点。并引导和示范如何向一个考虑胰腺癌的患者交代病情。

2. 反馈　教师对本次床旁教学查房中学生们的表现予以即时、简短、有针对性的反馈，表扬学生的床旁诊疗态度端正，但有些不自信，需要不断练习和培养在患者面前的自信心；病史和体格检查中的部分重点内容没有涉猎，已在指导和示范中予以指出和纠正，在今后的临床见习中再不断熟识和强化。

3. 反思　床旁教学查房后反思小组床旁教学的规模，如果希望每个人都有参与感，每组4～6个人比较合适；另外可以挑选2个不同病因的黄疸病例进行床旁教学，比如一个梗阻性黄疸，一个肝细胞性黄疸，通过对比来学习，可以加深对疾病的认识。

4. 再准备　完成了床旁教学查房的一个循环，将反馈和反思的部分重新融入新一轮的床旁查房准备中，完善黄疸床旁教学查房实践过程。

（李晓青）

第二节　门诊教学方法

连续性门诊医疗涵盖常见疾病处理、慢病管理、疾病筛查和身心健康管理等多方面的问题，是目前医疗卫生服务最为重要的环节之一，却也是常常被医学院校忽略的教学环节。一方面，这是由于门诊的工作非常繁重，临床教师通常只能兼职开展教学任务；另一方面，门诊通常拥挤，空间不足，加上节奏紧张且环境混乱。因此，实现教学目标对教师能力要求较高。不仅需要教师作为榜样，展示规范的诊疗行为，还需要见缝插针、有计划地落实教学内容，这对于接受教学培训较少的临床医生来说绝非易事。

在本章节中，我们将与新手教师们讨论做好门诊教学的五个核心环节：①明确门诊教学目标；②怎样做好门诊教学前的准备；③门诊教学的安排与常用技巧；④如何把握监督和自主权之间的尺度；⑤如何进行反馈与评估。

一、门诊教学目标

无论是住院医师，还是见实习医学生，在开始门诊轮转前，都有相应的教学目标和重点大纲。一般而言都会包括对门诊体系的熟悉、门诊问诊、重点查体、患者教育、职业素养和其他相关专科重点疾病内容。这部分内容对于新手教师们尤其重要。每次带教活动开始前，门诊带教老师应该重新复习针对教学对象的门诊教学目标。每个临床医生都会在某些疾病领域有特长，也很可能有一些领域是自己的短板所在。与单独出诊有所不同，担任教师时应在教学目标内但个人经验不足的疾病专业领域提前作好准备，扬长但不能避短。这是带教中非常重要的原则。同时，门诊教学不是课堂授课。重要知识点的学习应以课后的自主学习为主。无论需要掌握的重点疾病是什么，对参加门诊学习的学习者来说，更重要的是学习诊疗实践的过程，比如通过实践验证自身的逻辑推理诊断、查体技巧、沟通技巧和拟定诊疗计划的能力。虽然观摩一个有经验的医生接诊患者，处理复杂临床问题的过程很重要，但每个医学生和住院医师都期待能在现实环境中一展所长，独立给患者看病，而门诊环境恰恰能给他们提供在教师督导情况下实践的机会。

在门诊轮转开始的第一天，带教老师也应要求学生制订个体化的目标和计划。很多学习者在轮转过程中往往不习惯主动规划，对教学内容的吸收和反思比较被动，学习效果往往不如有主动计划的学习者。有时年资较低的住院医师或者医学生可能不习惯制订出具体可行的目标，比如被问到时只能说出希望学习门诊如何诊治患者。那么就需要带教老师给予一定的引导和建议。比如针对医学生可以建议从观察门诊接诊和病房接诊的不同之处开始，在问病史方面会有什么不同？查体会有什么不同？治疗方案的拟定会有什么不同？……经验丰富的带教老师也会根据学习者的目标来判断学习者的临床能力所长与不足，并且结合教学目标，给予有针对性的指导。另外，相对个性化的目标也体现了带教老师对学生的评估能力和个性化教学能力，充分尊重学习者的个人需求。带教老师也需要清楚表达对学习者的预期。教师应清楚介绍会为学习者提供重点疾病的接诊和实践临床核心知识与技能的机会，并且告知对学习者的技能和学习进度有什么样的期待、会如何评估他们的表现，以及何时会给予相应的反馈信息。

门诊教学的期望不仅随着学习者的教学目标进行调整，也会随着临床轮转时间的长短而作出相应的调整。比如对实习生，不能要求一开始他们就有充分的知识储备。但随着教学周期的推进，带教老师就应对他们的临床表现提出更高的要求，比如对需要监督接诊过程的医学生逐步放开给予自主权，让其可以慢慢获得独立接诊的机会。在反馈时，应考虑及时将自己的期望向学习者阐述清楚。只有理解了这些期望的存在和变化，才能更好地按照期望所要求的去调整行为和实现教学目标。这些要求也应该尽量个体化，表述时尽可能多地落实到每个学习者身上，让相应的学习者意识到这些要求是为他们量身定做的。

二、门诊教学前的准备

学习者进入新的学习环境，门诊带教老师应首先做好学生的入门指导：介绍门诊环境（包括门诊电子病历和处方系统）、明确重要的规章制定，尤其是如何保护患者隐私以及有效避免可能出现的医疗过失。从医学伦理的角度，在门诊教学前应给予患者充分的知情权。一般而言，坦然且充分地告知患者门诊教学流程和参与人员情况，通常都会得到患者的理解和支持。但也要尊重患者拒绝医学生或住院医师参与诊疗过程的要求。如果所在医疗机构能够在患者挂号或预约时进行充分告知，则能有效节省时间，提高门诊教学活动效率。对初涉临床的学习者来说，清晰的入门指导将大大缓解他们的焦虑情绪，提高临床学习信心和效率。有时，有的教师也会提前与学习者沟通，了解学习者的期望从而更好提高门诊入科教育的效率。

职业素养也是门诊教学的重要教学目标之一。作为隐性课程，这对学习者有非常重要的影响。如果门诊教师以患者为中心，在医患关系中除展现了正面的形象，同时热爱教学、以学习者为中心，就能把这种积极情绪传递给学习者。因此一些并非医疗机构统一的个人门诊礼仪，也可以作为要求由门诊带教医师提出。比如，在外科科室上班时穿刷手服，尤其在病房里可能是无伤大雅的，但在一些专科门诊，带教老师可能会希望团队成员能着装更为正式。比如在内科门诊，着衬衫长裤，外着整洁的白大衣是基本要求。甚至有时要打领带，以体现对患者的尊重，增强信任感。因此，在门诊轮转一开始就应告知团队成员什么是在门诊被接受的、恰当的着装。有了这样的事先规定，在今后的轮转中如果遇到需要纠正着装不当的事也不会显得突兀。

比如我们可以以这样一段话开始我们的首次门诊教学："大家好，正式开始门诊教学之前，我希望认真讲一次在全科门诊对大家的要求和我们的教学目标。首先准时和衣着得体是最基本的要求。衣着整洁是职业的需要也是我们医生对患者的尊重。除非你下夜班没有时间更换衣服，否则平时在门诊不要穿刷手服，我更无法接受大家有特殊的染发或者奇装异服。王医生是实习医生，我希望前两次门诊能重点关注门诊接诊流程和接诊住院患者有什么区别，具体治疗计划的选择以及针对慢性病患者如何进行门诊宣教。张医生现在是第二年的住院医师，我希望今天观察3例接诊后开始尝试独立接诊，独立接诊时我会和你在一起，不会干扰你的接诊，但如果遇到无法进行的困难，我会随时帮你接手。"

门诊教学的带教老师通常比较关注的是个人为教学付出的潜在成本，比如其所需花费的时间是否远远超过预期，其他的担心还包括：①可能因为门诊带教引起的医患矛盾，从而影响患者满意度，引发患者投诉；②处理不上进的学习者或者其不当的行为而引起的师生矛盾；③担心自己缺乏足够的教学能力，比如如何向学生提出负面反馈。因此，教学组织者，应在紧张混乱的门诊教学前，充分了解带教老师的担心，并尽可能提供一些系统支持，比如提前对带教老师进行教学技能的培训；向挂号患者提供教学门诊的简介，以增加患者的了解；提供足够的诊室空间，以保证学习者和患者均不会觉得空间拥挤局促等。如果各个学系有专门的门诊工作人员能对接负责学生们的统一管理则是最为高效的。他们可以作为助手，提前整理好学习者的背景信息和日程安排，实地带学习者熟悉门诊环境，介绍门诊的其他团队等。创造一个良好的教学环境往往需要机构内不同部门的协调合作，而不是仅靠教育主管部门的单一管理。

三、门诊带教的形式

门诊混乱而快节奏的教学氛围是普遍存在的。无论是社区教学基地还是大型三甲医院，始终存在提高教学质量和满足临床工作量之间的矛盾。因此，不仅需要教师提前针对教学大纲中规定的重点要求做好教学内容设计，还需要门诊带教老师掌握一定提高教学效率的方法，才能保证在短时间内高质量完成教学任务。

目前在国内医学院校，较常采用以下五种门诊教学形式。

1. 门诊观摩 应该说最容易让学习者熟悉门诊工作流程的办法莫过于观摩一个有经验的医生接诊患者。但事实上无论是医学生还是住院医师都不会喜欢长时间观摩老师一个接着一个地看患者，因此，这一方式比较适合门诊教学轮转的初期。

2. 担任助手工作 在门诊中担任助手工作对于临床经验匮乏的医学生而言是非常有效的入门手段。通过担任经验丰富医师的助手，学习者可很快融入门诊工作团队，熟练掌握具体接诊环节（如问病史、查体、咨询和宣教部分）。同时能节省带教老师的临床工作时间，有效延长教学时间。应注意，这也不能完全替代门诊教学工作，只能作为针对经验不足学习者的入门安排或者基于患者学习的重要补充。

3. 专科门诊教学单元 专科门诊通常病种单一，患者相对病情同质化较高，接诊节奏和时间相对可控，因此，也适于安排临床经验尚不丰富的医学生或低年资规培住院医师。在门诊前，带教老师可以有计划性地根据教案或者教学大纲提前准备教学脚本，比如痛风专科门诊，可以准备关于疾病发展规律、诊断标准、相关危险因素、重点查体、诊疗方案选择以及饮食宣教在内的多个教学问题。而医学生也可以有足够时间提早复习疾病相关知识，为接诊患者做好准备。这种可以提前确定教学主题的专科门诊单元在既往实践中受到医学生和青年教师的普遍欢迎，不仅可以让学习者获得独立接诊的练习，也提高了带教教师的自信心。

4. 双轨式教学　双轨式教学指在教学或者评估学生的同时进行患者健康教育。这是经验丰富的门诊带教老师经常采用的方法，可以节省门诊教学时间。作为带教老师，可以针对合适的问题同时进行教学和患者宣教，让学习者和患者共同获得信息。对于具备独立接诊能力的学习者，也可以在学习者接诊和健康宣教过程中，进行观察和评估，然后再对他的完成情况和沟通技巧进行反馈。

5. 教师督导下的独立接诊　不论是医学生还是住院医师，如果希望进入一个真正有效的学习过程，则都需要被赋予一定的职责和压力。年资越低的学习者就越需要这样的机会，能够让他们独立完成接诊过程并作出决策。因此，教师督导下的独立接诊是目前认为最重要的门诊教学形式。而作为指导教师，除了把握完成临床工作和教学任务之间的平衡，还需要掌握不同教学形式间的平衡。大多数新手教师更关注患者满意度，希望亲力亲为，保证工作进度。但是，如果不能让观摩学习与在监管下逐步赋予学习者独立接诊的训练相结合，将无法有效提高他们的学习效果。

自主权和独立决策能力是医生从一个阶段进阶到更高阶段的关键所在，而这只有通过积极主动地参与患者的诊治过程才能实现。由于受到门诊的空间条件和工作时间的限制，多数门诊教师都习惯于先让学生观摩门诊诊疗过程，后期则会进阶为手把手地教学生，让学习者在我们的直接观察下学习。当然这些都很有教学价值，但袖手旁观或者教师在一旁指手画脚都很容易让学习者注意力涣散，甚至有时产生挫败感。但毫无疑问，在有着上级医师作为后盾的环境中学习制订患者诊治的最佳决策，对学习者提高独立决策的能力和自信心是帮助最大的。这也是教师督导下的独立接诊被认为是最重要的门诊教学形式的主要原因。正如病房教学要在监管和自主权之间取得平衡一样。门诊教学中，在我们鼓励学习者独立接诊和决策的同时，带教老师需要不断根据通过学习者接诊过程的表现来评估他们的能力范围，随时调整对他们的自主权和监管程度的尺度。

在门诊环境中，观摩式或者助手式门诊学习虽然获得的经验与收获相应偏少，但确实是对学习者进行初步考核的良好方式。所以对于医学生，或者不熟悉能力水平的住院医师，可以先采用这两种门诊教学方式。让学习者从问病史、重点查体和病历书写工作开始。带教老师则在工作中观察和判断其接诊水平，并逐步针对不同能力水平的学习者给出相应的"放权"。根据病史和查体线索进行鉴别诊断，以及诊疗计划的制订对于判断学习者的能力更有帮助。因此，当学习者在初步门诊工作中获得了带教老师的认可，进入教师督导下的独立接诊，教师可以通过学习者汇报的鉴别诊断思路和诊疗计划来判断是否进一步放开自主权。

四、门诊带教的技巧

门诊教学不是课堂授课，重点知识点的学习应以课后的自主学习为主。因此，有经验的带教老师有一个很重要的教学策略是限制教学内容，保证教学点少而精。如果像课堂授课一样，总想将所有疾病相关知识倾囊相授，不仅会让门诊时间失控，也很容易会让学生无法抓住重点。在门诊教学期间针对大纲中的重要知识点有意识地提出问题是一个很好的技巧。这可以敦促学习者进行思考并促使他们在门诊后进行自主学习。例如，针对全科门诊遇到的患者，可以问：①关于今天你看到的尿白细胞明显升高的女性患者，如果不发热，我们是否要给予抗生素治疗？②关于今天看到的痛风患者，你认为既往不能坚持服药的原因有哪些？③请下一次花两分钟时间介绍一下如果门诊遇到初次诊断的糖尿病患者，我们需要做哪些评估？针对自主学习能力尚不足的学习者安排任务。要求学习者结合本次就诊中提出的问题进行探索，可以最大限度地提高学习效率。首次提问，我们也可以以自己为例告诉学习者我们作为带教老师在这次门诊中学到了什么、产生了什么临床问题、打算如何去解决。通过这种示范提示学习者课后通过自主学习确定自己在知识或技能方面的不足之处，然后利用资源去学习和改进。

门诊教学效率的提高，也需要学习者的积极配合。作为门诊带教，我们除了提升自身教学技巧，也应该提前给予他们一定的技能指导。开始接诊时，了解患者的就诊目的是最为重要的。我们可以指导学习者用以下的问题开始问诊来明确患者的就诊目的，如"您今天来最主要的不舒服是什么？或者今天来您最希望和我讨论什么问题？"把患者的问题限制在2～3个，以确保能有效控制门诊时间。根据问题的严重性、紧急程度和对患者的重要性来确定讨论它们的优先顺序。在门诊接诊和病房不同，医学生和住院医师在病房一般会被教导尽可能完整获取病例信息，全面考虑患者所有的问题，从而展示思考问题的全面性。这种方法并不适用于门诊，门诊的时间有限，需要重点突出。学习者需要第一时间判断患者来诊的主要目的。他/她是新患者还是复诊患者？本次是急性问题还是慢性问题？是需要诊断还是调整治疗？门诊强调收集患者此时此刻的临床问题的信息，如果是不明确的急性问题，要作出最可能的初始诊断假设，并设法排除其他较大可能性的鉴别诊断，同时要考虑到可能性不大的严重疾病，思考如果漏诊可能带来的后果。如这个患者胸痛表现更符合胃食管反流，是否需要排除心绞痛或者肺栓塞呢？我们要求学习者学会如何从全面问诊和查体变成只记录简洁的病史和进行重点查体，而不要面面俱到。因此，从接诊的那一刻起，就需要学习者不断开始思考自己的诊断假设、支持证据或者后继治疗调整的关键。门诊工作虽然时间相对短，但工作强度并不弱于一天的病房工作。有时会有患者在门诊结束时突然提出问题，例如"我忘了我最近还老是恶心"，不要烦躁和焦虑，在这种情况下，我们需要教导学习者要对这种问题打起十二分精神，而不是敷衍了事。我们需要快速评估问题是急性还是慢性？是否可能背后隐藏了一个严重问题？从而决定是否需要延长就诊时间立即解决还是可以建议患者观察留到下次随访时解决。

五、评估与反馈

在繁忙的门诊教学中最薄弱的环节是反馈与评估。不仅仅是时间紧缺，缺乏相关教学评估与反馈技能也是重要原因之一。本书中会有专门章节讨论评估与反馈的能力训练。但具体到门诊教学环境中，在短短的带教时间内创建良好氛围、与学习者针对教学目标进行有效沟通，以及提供及时的反馈都对教师能力有更高的挑战。

绝大多数学习者都会渴望得到教师对他们诊疗知识水平以及技巧的反馈与评价。这是学习者们有效提高门诊诊疗能力的最基本，也是最重要的方法。当然，这一过程有时会让人感到不舒服。对自己的缺点缺乏自我认识的学习者是必然存在的。而且，学习者未必都能认同带教老师的反馈意见。如果能够做到通过监控录像回顾本人的诊疗过程，同时结合反馈与评估进行反思和改进无疑是最为理想的。但目前在国内基本无法实现。即使是每次带教后的规律性即时反馈也很难长期保障。因此，教学现场可以给予见缝插针、直入主题的简要反馈。如"不明原因发热患者要警惕感染性心内膜炎，门诊重点查体不能遗漏心脏各瓣膜区的听诊""痛风患者服药后有时会诱发急性关节炎发作，因此要在宣教中强调，避免出现后产生对治疗的不信任，降低依从性"。在门诊轮转中期或结束时，可给予有计划的正式反馈。

学习者要了解教学中反馈和评估的计划以及用于评估的标准的需求。比如，门诊带教老师会对他们的临床接诊随时给予简要反馈；而轮转中期和轮转结束会进行10～20分钟的正式反馈。对于经验不足的学习者来说，自信心不足、误解简要反馈或正式反馈是很常见的情况。尤其是在门诊直面患者的负面情绪后，更容易在心理压力下，把反馈理解为对其工作能力不足或者失误的指责和不满。因此，在轮转之初和整个过程中，需要尽可能创建不责备的良好氛围，反复强调反馈的目的，从而缓解学习者面对评估时的心理压力和情绪变化。

此外，带教老师对评估学习者的工具也要了然于心。轮转目标和计划与评估条目具有一致性，评估才是最有效力的。同时也要和学习者沟通包括病史采集、体格检查、诊断决策、医患沟通、治疗决策、自主学习、医学伦理以及在医疗体系中不断进步等主要目标的内涵和个人期望。基于以往的经验，表现欠佳的学习者常常把责任推脱给沟通不足，这样的话，他们很难从评估中吸取教训使自己提高。

六、结语

针对连续性门诊医疗的教学工作，无论对医学生还是毕业后医学教育都是非常重要的内容。可以有效提高医学生或者住院医师的六大核心胜任力。但门诊工作的繁重、紧张而混乱的环境，让实现教学目标相对更为困难。尤其是在师资队伍普遍存在人员不足且接受教学培训较少的情况下。

应该说绝大多数学习者们对门诊教学有相对一致的期待。希望通过门诊教学获得诊治患者的机会，能与形形色色的门诊患者交流，训练沟通能力。他们希望自己的带教老师临床经验丰富，工作中能展现出出众的诊治思维和对病患的热忱，同时敢于放手，让自己能有更多独立实践的机会。作为带教老师，还能够一定程度代入导师的角色，可以一针见血地指出他们的不足之处和改进之道。尽管这是一个对完美门诊教学的画像，但通过临床带教老师对核心环节的不断实践，所有教师都有可能不断接近甚至达到这些期望。

（焦　洋）

第三节　手术学教学

手术学是在解剖学、病理生理学及外科学的基础上，培养医学生进行手术操作的学科，是现代医学不可分割的组成部分，也是临床教学的重点和难点问题。在我国现行的医学培训体系和医疗机构运行模式下，医学生和临床医生在不同阶段接受分层次的手术学教学，逐步由理论知识向实践操作，由简单手术向专科复杂手术循序渐进地进行规范化培训。本节重点探讨医学生及住院医师规范化培训阶段的有关手术学教学方法，这一阶段的教学工作有广泛共性特征；同时，又在手术医师的成长过程中具有极为重要的地位，特别是在目前的医疗环境中，如何降低医疗风险、保障医疗安全，值得大家进一步思考和探讨。手术学教学大致可以分为理论教学、模拟手术、动物实验和临床手术教学这四个阶段，总体上呈逐步递进的关系，但在更多的情况下，这四个方面是根据教学目标和教学对象进行有机组合而成。

一、手术学的理论教学

手术学的理论教学是手术学教学的基础。理论学习不仅集中在医学生教学阶段，同时也是住院医师规范化培训阶段的重要内容，贯穿医学临床教学的始终。

1. 医学生手术学理论教学 医学生阶段理论教学是手术学教学的启蒙阶段，包括：手术学历史、外科无菌术、抗生素使用、手术基本操作技能、伤口愈合理论、手术人员准备及患者术前准备等。除基本教材之外，充分利用互联网及多媒体手段，应用手术视频及3D虚拟技术为医学生提供更直观的信息，在手术教学前后反复观看并进行视频解析，强化学习效果。研究显示，在骨科、神经外科以及肝外科手术教学中，应用3D虚拟或增强现实技术，能取得更好的效果。利用翻转课堂等教学形式，更适合现代青年学生的知识接受模式，能够提高理论教学的效果。

2. 住院医师规范化培训阶段手术学理论教学 进入规范化培训阶段的住院医师均已选择手术相关专业为执业方向，手术学理论教学仍然是毕业后临床教学的重点。理论教学主要集中在局部解剖、手术治疗指征、手术步骤、手术并发症及其原因、并发症的处理等，需要更加关注专科教学目的，设置整体的教学方案，并对理论培训内容进行考核，考核合格后方能进入下一阶段的学习。

二、模拟手术教学

模拟手术教学是现代医学教学的重要手段，可运用于不同阶段的手术教学活动中，是实践手术操作的重要前期准备。

1. 医学生模拟手术教学 医学生的模拟手术教学主要集中在手术学的基本知识和技能，包括基本手术操作技能、术者术前准备及患者术前准备。基本手术操作技能包括皮肤切开及缝合、不同方式的缝合方法、止血、组织分离及结扎等步骤，其中缝合和结扎是教学基础，可以根据现实教学条件，从简单线性缝合，逐步过渡到模拟肠管缝合，以及血管吻合。教学重点是练习各种缝合针的选择、持针器的使用以及缝合层次顺序等。目前先进的模拟器可以对缝合效果进行量化打分，方便对教学效果进行实时评估，有助于提高教学效果。术者术前准备，包括手术室无菌制度、手消毒制度、穿脱手术服及戴无菌手套等。患者的术前准备，包括术前谈话技巧、手术区域备皮原则和方法，以及手术区域消毒等。

2. 住院医师规范化培训 住院医师规范化培训的手术教学是手术教学部分的难点和重点，需要根据临床医师培训计划分阶段进行，通过多层次的考核，逐步递进提高教学内容和层次。在这个过程中，模拟手术教学发挥着关键性作用。在通过切开缝合等初级操作考核之后，住院医师规范化培训阶段模拟手术教学的重点在于带有实际疾病背景下的手术决策和操作。一方面，要将基础的手术操作技巧应用于实践中，由以练为练向以练为用过渡；另一方面，需要注重培养住院医师对具体病情的判断和处置决策，为下一步临床手术实践作准备。模拟手术教学中以腹腔镜手术最为成熟，其中又以腹腔镜胆囊切除术及腹腔镜阑尾切除术等经典手术为主。此外，腔镜下打结缝合技术的模拟训练，能有效地提高基本手术操作能力。

三、动物实验手术教学

动物实验教学是手术学教学中的重要内容，也是医学生及规范化培训医师必须经历的阶段。通过动物实验手术的锻炼，不仅是对课堂教学和临床见习、实习的补充；同时，也是向临床手术教学的重要过渡阶段，为学生今后的临床学习和工作打下基础。

动物手术教学的目的在于培养和强化无菌操作观念、掌握基本的外科操作手法、培养团队合作精神，以及培养对生命的敬畏。动物手术教学阶段非常适合使用问题式教学法（PBL），以学生小组为中心，在带教老师的引导下，围绕具体问题进行讨论和深化，在教学前、教学过程中及教学完成后，进行综合反馈。PBL教学法的特点是从传统教学的以教师为中心向以学生为中心转化，有效调动学生的积极性，增加参与程度；但对教师的教学能力以及教学条件有更高的要求。

1. 实验动物解剖学理论教学和伦理观念培训

（1）在进行动物实验手术前，需要向学生进行动物伦理知识的教学，端正思想，珍惜和爱护生命，严格按照动物伦理学的要求，对待实验动物，杜绝草率行事，培养责任心和同情心。同时，在课程设置过程中，充分利用时间，尽可能利用有限的动物，完成尽可能多的教学内容。例如，利用一只家兔完成阑尾切除术、肠部分切除术、肠管端端及端侧吻合术、皮肤切开缝合术等教学任务。

（2）在开始进行动物实验教学之前，利用视频或3D虚拟等技术，向学生展示具体的手术操作步骤，反复进行观摩，将有利于提高教学效果和效率。同时，需要向学生介绍有关实验动物解剖学的特征。例如，家兔的肠道结构及肠壁厚度和人体并不完全一致等，以免操作不当，导致实验动物过早死亡，影响教学效果。

2. 手术前基本外科技能的训练和评估

（1）在动物实验手术操作前，设计相关考核标准和表格，对参与手术的学生进行理论和操作能力的考核，包括无菌操作原则、手术操作步骤、手术基本技能以及手术相关并发症等。经典手术基本技能的考核包括每分钟结扎数量及结扎效果等。通过考核，一方面，保证学生具备动物实验手术所需要的基本技能；另一方面，指导老师可以将技能操作评分优秀的学生编入不同的手术教学小组，保证每个小组均能按照要求开展动物手术教学。

（2）伙伴互助学习在医学生的手术教学中非常重要，在开展手术学基础教学中运用伙伴互助学习，配合相应的自查和互查评估记录表，可以快速培养医学生的自主学习能力，相互促进，有效提高教学质量。

3. 教学中互动和团队合作精神的培养 动物手术教学过程中，带教老师需要全程参与、监督和指导各小组的手术操作，利用有效的示范和鼓励，调动学生的操作热情和自信心。同时，密切关注动物状况，保证手术顺利实施，并保证所有操作的合理性，符合动物伦理的要求。手术操作是一个集体性的工作，需要在动物手术教学过程中，鼓励团队合作精神，合理分配手术任务。

4. 教学后回顾和互动 在教学完成后，一方面，需要对参与者进行再次考核，明确教学效果和不足。另一方面，需要提醒参与者按照有关要求对实验动物进行安乐死处理，利用言传身教传播人文精神。

四、临床手术教学

尽管对于医学生和低年资医师的手术实际操作教学存在一定风险，但这是规范化培训教学不可分割的部分，也是手术学教学的最终目的。在保证教学质量的同时，确保手术安全性，需要制定科学化的流程，采取相应的措施。

1. 手术前准备 手术前给医学生或规培医师提供视频材料，对所参与手术进行初步学习，并进行基本手术技能以及手术相关知识考核评估是非常重要的，是保障医疗安全的关键环节。其中包括对基本的结扎、缝合、剪线等操作的实际考核，同时还包括所参与手术的手术指征、步骤、可能并发症、并发症的应对措施以及该病例特殊性的考核。在医学生和规培医师通过相关考核后，方能进入下一阶段的学习和实践。

2. 手术操作的循序渐进 临床教学不是一蹴而就的，需要按照循序渐进的原则，逐步从手术室见习、手术台上参与、手术助手过渡到主刀操作。这四个阶段均有各自教学的重点。医学生在手术室见习阶段，着重培养手术室的行为规范，加强并实践无菌理念，见习手术的基本步骤。手术台上参与手术阶段，重点关注医学生的无菌操作、穿脱手术服、戴无菌手套及皮肤消毒等操作，熟悉常见手术的步骤，在带教老师的指导下，体验皮肤切开、止血、缝合、结扎、剪线等基本操作。而规培阶段的医师，着重培养和强化基本手术操作技能同时，开始作为手术第一助手开展各类手术，并逐步向主刀过渡。

3. 独立手术操作的资质认证和考核　住院医师规范化培训阶段，需要严格按照医疗法规，进行独立手术操作的资质审查和考核，以保证医疗安全性。对于某一类手术，住培医师需要在带教老师监督指导下，主刀完成额定数量的手术，并由带教老师进行总体评分，达到合格标准后，才能申请独立主刀资质。此后，在规范化培训期间，仍需要上级医师进行指导和抽查，并将结果记录在规培档案中，保证医疗安全。将住院医师培训期间的培训内容进行分层分模块培训，是一个值得尝试的训练计划。

五、手术教学示例——医学生的外科手术基本操作教学

针对医学生的外科手术基本操作教学是最为常见的教学场景，下面以此为例，采用互动式课堂教学模式，设计翻转课堂的教学学习模式，供大家参考。此部分课程分为课前、课中及课后三部分，需要教师与受训同学共同完成。

1. 课前部分

（1）教师精心准备教案，按照课前、课中及课后三部分整体布局，又要将教学内容融合到各个阶段中。该部分的教学主要内容，以手术操作的基本原理以及常见手术器械的使用为主，同时要特别强调无菌和无瘤操作概念，以及相关习惯和素质的养成。

（2）教师课前准备视频影像资料，利用互联网发布，供学生课前预习。其中包括：①手术操作纪律和注意事项、避免自身误伤以及应急处理方法；②无菌、无瘤原则及操作；③术者及患者的围手术期管理以及术中操作者间的配合；④外科常用手术器械（如止血钳、剪刀、持针器、缝合针、缝合线等）及其使用方法；⑤实际操作开合止血钳、缝合、打结等。

（3）学生课前按照教育背景以及动手能力，组建学习小组，通常每组4人为宜。结合学生的意愿，将动手能力较强和操作意愿较强的同学均匀分配在各学习小组中，担任组长，可以更好的调动学习积极性。学生在课前学习观看有关视频影像资料，为手术教学课打下基础。

2. 课中部分

（1）教师在课堂开始时再次重申操作纪律，简要讲解无菌、无瘤操作的原则

和注意事项，并实际演示外科常用器械的使用方法（3分钟）。

（2）学生按照教师要求，清点手术器械，特别是缝合针、手术刀片及剪刀的数量，以免误伤（2分钟）。

（3）学生进行实际操作前能力测试，例如测试小组内个人每分钟打结数，并做好记录（5分钟）。

（4）学生进行实际操作，4人轮流练习切开缝合、连续打结、开合止血钳等手术器械（10分钟）。教师巡回检查指导。

（5）课上各学习小组针对操作过程出现的问题进行讨论（5分钟），教师对共性问题进行解释。

（6）学生继续操作（10分钟）。

（7）学生再次进行连续打结速度测试，并与前次测试进行对比（3分钟）。学生清点器械（2分钟）。

（8）教师进行总结点评。

3. 课后部分　作为操作训练学习，课后学习是整个教学工作中不可或缺的重要环节，可以根据学生的意愿和课堂考核水平，提供打结线等材料供学生课后练习。基本操作的熟练程度和量化评分，将作为学生成绩的一部分，并且作为进入动物手术操作学习的前提条件。此外，对于手术操作有兴趣的同学，教师可以提供扩展性视频学习资料，以便扩展知识量，为下一阶段教学打下基础。

（胡　亚）

第四节　操作技能教学方法

随着我国的经济发展和科技进步，医学知识与医疗技术更新日益加速；随着人民的健康需求不断增加，所需要的医学知识和诊治技能也要随之及时更新。此外，社会文明程度的提高，医疗服务模式的转变，患者的安全和隐私保护意识进一步增强，导致实习医生和规培医生的临床实践机会大幅减少，但与此同时，社会对医学毕业生的临床技能期望却与日俱增。以上诸多原因，使得现代医学教育面临考验，尤其是对医学生的临床操作技能教学提出了更高要求。

一、操作技能的重要性

第三代医学教育改革提出"以患者和人群为中心，以培养胜任能力为核心"的医学教育模式，以适应新世纪医疗卫生的需要，强调医学教育的考核评价要特别关注医学生在院校教育和毕业后教育阶段，医学实践能力是否达到了预期设定的目标？考核目的就是要加强医学生临床思维和动手能力的培养。在新时代医学教育培养模式下，顺应国际医学教育发展的趋势，将临床技能教学培养任务和标准提升到新的高度是必然之路。

二、操作技能教学难点

（一）医学技能操作关键点多、要求高

对于医学操作技能，同任何其他专业的技能一样，无论简单还是复杂，都可以通过循序渐进和阶梯式的方法来进行教学。然而，医学技能操作的对象是患者，哪怕简单的操作也有风险，容错范围很窄，所以操作过程中，关键点较多，更何况大多数医疗技能其实都很复杂，常常包含有十几甚至几十个关键点。在有限的课程时间内，清晰、高效地完成技能关键点教授，对教师的要求很高。

（二）技能操作专家未必是技能教学专家

临床技能通常是由临床专家来进行教学。这些专家往往能很好地完成这些技能操作，但是，高效地向医学生传授这些技能，对这些专家也是挑战。因为他们工作中持续使用这些技能，所以在实施操作时，实际上是在潜意识中执行的，正因为形成了潜意识，将这种本能反应来分解为结构性步骤，清楚地传达给他人并非易事。"我会做"并不意味着"我会教"。所以，对于非专职教学的临床医生，有必要掌握操作技能的教学方法，将个人的技能进行转化，成为可供学习和量化考核的课程。

（三）技能教学必须涵盖"软性技能"

除了具体的医疗技术外，一些"软性技能"的重要性也日趋凸显，包括职业素养、人文关怀、共情能力、医患沟通、团队合作等。这类技能以前常不被重视，被认为依赖于医学生个人禀赋和成长经历，不需要专门培训，主要是依靠教师在临床带教中言传身教，以及成为医生后的临床实践。然而，此类技能，可以像医疗技能一样，可以由教师有意识、有目的地去培训，医学生去反复练习的。这些"软性技能"已经被公认是医学教育的重要方面，但目前在我国尚未有专门的课程。教师需要将这些"软性技能"融汇到医疗技能的教授当中，使医学生从一开始就将职业素养、人文关怀作为医疗操作不可分割的一部分进行学习，重视患者和同事的反馈，重视团队沟通和合作。

（四）适应以学生为主体的高等医学教学改革

多年来我国的医学教育都是以教师讲授和展示为中心的单向灌输式模式，重视知识的传授，忽视实践操作与技能培训，这种模式导致学生在学习过程中处于被动学习地位，在学习中普遍缺乏主动性与创新性，不利于培养学生自主分析、

解决问题的能力，因此，医学教育的改革已是刻不容缓。教学活动必须以学生为主体，尤其是操作技能教学。教师要适应这一改革趋势，采取以学生为中心的培训方式，充分利用现代化教学手段，以临床问题为基础、以临床病例为中心，采用标准化病人和模拟技术教学，早接触临床、多接触临床，来提高学生的实践操作能力和职业素养、人文情怀。

三、操作技能教学思路

（一）确保操作技能的完整性

获得技能不仅指能够完成一项操作。每一项医疗技能，都含有三项需要掌握的内容。①知识：所实施操作的指征和禁忌证，并发症及其预防和治疗措施。②沟通能力：确保能与患者保持有效的沟通，获得知情同意，保持患者舒适和尊严，确保能及时识别出患者的需求；③实施操作：操作前准备，操作的每一步骤和要点及其临床依据，操作后对患者的治疗。

教师要使医学生完整地掌握这三部分内容，不仅能够完成操作，而且要知道为什么操作、为什么这样而不是那样操作、操作不顺利怎么办。

（二）对操作技能进行分解教学

临床教师在教授医学生一项技能时，需要将这项技能分解为相对独立的、简单的多个小步骤，以准确地示范和传达所需的内容。尽管有很多模型，但常用的、经过充分研究的方法是佩顿（Peyton）的四步教学法，如表3-2所示，这一模型可以成功地应用于临床教学。克劳特（Krautter）等的一项对照试验研究证实这一方法在教授技能时，在专业性、沟通和所需时限上具有优势。也有一些其他的教学方式模型，如乔治（George）和多托（Doto）提出的五步教学法，与佩顿教学法并无太大的差别。

表3-2 佩顿技能四步教学法

步骤	具体内容
示范	教师以正常速度示范操作技能，这一过程中不加解释和说明
分解	教师将技能分解为简单的步骤，然后进行示范，同时详细描述每个步骤
阐述	由学生描述每一个步骤的同时，由教师进行示范
实施	由学生进行技能操作，同时描述每一步骤

以上教学法适用于相对简单的操作技能，对于较为复杂的技能，尼科尔斯（Nicholls）等提出了他们的教学方法（表3-3）。

表3-3　复杂心理运动技能的教学方法

教学步骤	教师行为
将技能和认知内容进行分解	在技能教学课程前，将技能及其内涵知识进行分解，每一个课时所包含的部分中，不应超过9个关键点（一般是7个）
明确学生能力水平和学习需求	明确学生的需要，以及他们之前的知识和技能水平
将技能概念化	教授何时进行操作和何时不能进行操作。回顾与本项技能相关的知识点，包括工具使用；另外，还要讲解操作进行当中的情形
示范	教师以正确的顺序和时限示范技能，仅示范，不做解释。也可以采用无声音的技能示范录像来作为同步或非同步的学习工具
示范＋解说	教师重复示范，但这次要对每一步进行详细解说
示范错误进行即刻纠正	描述或作出错误动作，并立即进行纠正
将指导和教学有限化	尽可能不作出言语的指导和教学，在本节技能示范完成之前，暂时不做反馈
教师示范的同时由学生口述	在教师示范每一步之前，由学生用正确的顺序和时限来描述技能；如口述有误，则立即进行纠正
学生口述＋操作	学生一边口述一边操作，每一个动作要先口述再做动作。教师暂时不进行反馈
练习	学生利用多次、每次不超过60分钟的课时进行练习提高
练习后反馈	教师在技能训练结束时进行反馈

（三）即时反馈

操作技能的获得依赖于即时反馈。前述尼科尔斯的教学法，允许医学生在自己实施技能之前，完整观摩技能的操作，并由教师提出可能的错误并予以纠正。即时反馈和纠正错误，可以避免技能被错误执行和练习、存储在长期记忆中回忆和错误执行的风险。对学生的表现提供建设性的反馈是获得技能的重要组成部分。反馈的时机建议在学生进行技能结束之后而不是中间，因为这样可以使学生在练习的同时专注于技能的每个元素，而不会被过多的口头信息所干扰；然而要在结束后马上提供反馈，以便学生能立即改正和加强练习需要改进的技能。至于反馈的方法，可以参考彭德尔顿（Pendleton）的反馈模型，如图3-1所示，有助于确保学习者首先反映自己的表现。具体的反馈方法并无一定之规，但找到适合自己且熟悉使用的反馈方法很重要。反馈的

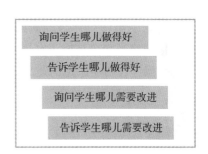

图3-1　彭德尔顿的反馈模型

内容一定要有建设性,反馈不是为了找出错误,而是向学生展示发生错误的原因和预防再次错误的方法。

(四)重复练习

操作技能是通过反复勤奋练习才能掌握的。尼科尔斯教学法建议通过多次、保持一定时间间隔、每次持续较短时间来重复练习不同的技能,通过这些练习使得学习者掌握技能并能长期保持。即使是已经熟练掌握的技能,也是可以自然衰退的,就更需要反复练习来保持。

四、微格教学的应用

微格教学(microteaching)又称为微型教学,最早于1963年诞生于美国斯坦福大学,这种教学模式通过摄像、录音设备记录培训学员的实践过程,之后通过影像信息的阅读与观摩者的反馈评价,提高培训学员技能。这种教学方法具有学习目标具体明确、学习参与性强并且学习规模较小、学习实践过程更加声像化、反馈更加具体和及时、评价技术科学合理等特点,尤其适用于临床技能的培训。

微格教学法近些年广泛应用于我国高等医学院校的临床技能培训中,其最大的优势就是能够直观地发现医学生在技能操作中的不足,帮助改进。每个医学生在作为演示者过程中,边操作边讲解,作为观摩者时要找出演示者的优点和不足,促使双方在两个过程中都要保持专注。通过录像的即时回看,演示者自己常常能够发现一些不经心的小错误或操作不规范,等于得到第一时间的反馈,这种反馈印象深刻,往往今后不会再犯同类错误。已有研究显示,微格教学法可以有效提高外科医生的基本操作技能,为熟练手术打下基础。使用微格教学法对实习学生和住培学员进行训练时,操作的误差和失误明显降低,理论考核评分和操作考核评分都具有明显的提高,与相关报道基本一致。

五、操作技能教学应用举例

"拆除手术切口缝线"的技能教学方法

拆除手术切口缝线,简称拆线,是外科医生的基本技能,也是较简单的技能。但即使是简单技能,在进行教学时,也需要兼顾许多方面,包括指征、无菌观念、操作技巧、医患沟通、意外情况处理、拆线后注意事项等。

(一)技能教学之前,需要学生掌握

1. 知识要点

(1)不同部位切口愈合时间:头、面、颈部切口需要4~5天,下腹部、会阴部需要6~7天,胸部、上腹部、背部、臀部需要7~9天,四肢需要

10～12天。

（2）推迟拆线的指征：贫血、营养不良、低蛋白血症、再次手术、瘢痕切口、使用糖皮质激素或免疫抑制药物、晚期肿瘤等，以上因素皆会影响组织愈合能力，这种情况下建议推迟1～2天拆线，最迟不超过1周。

（3）切口感染、坏死、不愈合的处理措施：①拆除感染、坏死、不愈合部位的缝线；如感染或坏死，则进行清创、引流和定时更换敷料，力争切口达到乙级愈合；②如为切口不愈合，在清创、引流和换药观察3天左右后排除感染，可以再次缝合，同时尽可能纠正导致不愈合的全身和局部因素。

（4）可能遇到的意外情况及应对措施：①切口感染、坏死、不愈合，可按上述建议处理；②切口血痂、分泌物可能导致敷料粘连，可以用生理盐水冲洗和浸泡，等粘连敷料软化后，再取下粘连敷料；③不慎将线结两端都予剪断，无法将拆线抽出，则可以仔细检查针眼处，尽可能通过钳夹残端将缝线抽出，如确实无法抽出，可告知患者，予以观察，如为可吸收缝线，机体会将残线吸收，如为不可吸收缝线，大部分情况下机体能自行将缝线残端排出，如不能排出，机体予以包裹，一般不会产生不良影响；④如有针眼渗血，可用纱球压迫数分钟，一般可自止，之后用厚敷料加压包扎。

2．沟通要点

（1）告知患者切口愈合情况，判断是否可以拆线。

（2）拆线过程中请患者尽可能保持静止，告知患者拆线过程中可能会有轻微疼痛或不适感。

（3）拆线后仍需要无菌敷料保护切口1～2天，然后可以自行去除敷料，局部能够进行清洗和沐浴。

（4）拆线后无论何时，切口处如有出血、渗液，应及时返院就诊。

3．技能要点

（1）全程遵循外科无菌原则。

（2）轻微牵拉线结，在线结下方自组织内抽出段缝线处剪断缝线，然后抽出，这样可以避免体外段缝线在抽出过程中被牵入体内，从而造成污染。

（3）先拆除部分缝线，观察切口无异常变化后，再全部拆除缝线。

（二）教师技能教学示范

由教师在切口缝合模型上进行完整、规范操作，这一过程按照正常临床操作速度进行，过程中不加解释和说明。

（三）教师技能分解示范

教师将技能分解为简单的步骤后进行示范，同时详细描述每个步骤。

1．操作前沟通。"××患者您好，我是××医生，按照时间，您的切口已经可以拆线，我们先察看一下切口，如无意外，我们就拆线；拆线过程中请您尽可能保持静止；拆线过程中会有轻微疼痛或不适感，是正常现象；如有特殊不适，请及时告诉我们"。

2．根据切口部位，准备换药包、拆线包、无菌敷料、消毒剂、生理盐水，必要时要准备绷带（四肢切口）或头套（头部切口）；操作时口述上述内容。

3．保护患者隐私，显露手术部位，去除切口敷料，观察切口愈合情况；操作时口述上述内容。

4．洗手。打开换药包和拆线包，分开洁物盘和污物盘，在洁物盘中倒入消毒剂和纱球，双手持血管钳或镊子，分清洁污，以洁钳夹持消毒剂纱球，传递给污钳，消毒切口两次，消毒范围尽可能大，在胸腹部切口要超过周围15cm，第二次消毒范围略小于第一次；操作时口述上述内容。

5．放下洁钳，以一手持污钳，另一手持线剪，自切口一端起，间断拆线；以污钳夹持线结，将体内线段牵出少许，予以剪断，然后抽出；操作时口述上述内容。

6．间断拆除部分缝线后，观察愈合情况，如无异常，可完全拆除所有缝线；操作时口述上述内容。

7．缝线拆除完毕后，将线剪更换为洁钳，再次消毒切口两次，取无菌敷料保护切口；操作时口述上述内容。

8．收拾用物，区分锐器、医用垃圾、生活垃圾，洗手；操作时口述上述内容。

9．向患者告知注意事项。①拆线后仍需要无菌敷料保护切口1～2天；②然后可以自行去除敷料，局部能够进行清洗和沐浴；③拆线后无论何时，切口处如有出血、渗液、疼痛，请及时返院就诊。

（四）学生口述每一步骤，同时由教师进行动作示范。

（五）学生进行技能操作，在操作的过程中，同时口述要点和注意事项。

（六）教师点评和指正

教师指出学生在操作过程中存在的问题，提供改进的措施和方法。根据以往教学实践经验，学生这一操作中经常出现的问题有：无菌观念不强，如没有在操作前后规范洗手，双手持钳/镊时洁污不分；没有做到线结下剪线，导致体外段缝线可能经体内抽出；操作结束没有及时收拾用物；只关注操作，而忽视了同患者的沟通。另外，除非学生的错误较为严重或过多，教师尽可能不在学生操作过程中进行指导，以免破坏学生操作的连续性，一般在学生完成整个拆线过程后，再进行点评和指正。

（七）学生自行监督

学生自行或互相监督练习操作技能，在此过程中，可采用微格教学方法，使用录像设备记录过程，通过回放及时发现错误和不足。

（八）技能拓展

在学生的基本拆线操作技能过关后，教师可以根据临床工作实际，进行一定程度的拓展。例如：精细切口的整形缝合，拆线时往往需要精细镊子和眼科剪刀，操作需要在普通拆线技能上进一步提高；某些特殊缝合技术，如皮内连续缝合，仅需要一根缝线，但拆线时需要其全部完整抽出；钉皮器已在临床上广泛使用，皮钉的拆除要使用专门的拆钉器，要学习拆钉器的使用方法。

六、结语

医学操作技能教学，对于教师而言，不是炫技、不是向学生展示我能做什么，而是要以学生为中心，将一项相对复杂的技能，通过解析、示范、纠错、重复、拓展，使学生不仅能将技能复制，更要将内涵的理论知识、人文关怀、并发症和意外情况处理，融会贯通，最终达到教师或接近教师的水平。这是技能教学的本质，无论是多么先进的理论、模式、场所，都只是提高教学的效率，而不能改变教学的本质。教学手段的进步，并不会弱化教师的作用，而是对教师的角色提出更高的要求。技能操作水平代表着医学生的胜任力，代表着医学生理论水平的具体化、人文情怀的现实化，是医学生的知识向临床医生治病救人的能力转变的标志。教师应当在掌握技能教学本质的前提下，通过先进的教学理论、必要的教学技巧，采取合适教学方式，完成备课、教学和考核。

（常　晓）

第五节　课堂教学方法

课堂教学方法即教师在课堂上针对学生学习而使用的教学方法，以教师讲授为主的灌输式传统课堂教学方法不能满足成人自我主动学习的需求。借助多媒体等现代教学手段，采用学生主动参与的互动式教学方法，实践新型课堂教学方法，是现代医学教育改革的重要内容之一，符合成人学习特点，培养医学生自主学习和终生学习的胜任能力。

一、互动式课堂教学法适应成人学习特点

成人学习与儿童和青少年阶段的学习有所不同，成人学习多是自我引导和驱动的，拥有一定的学习经验和方法，是以问题为导向的学习模式。成人学习最突出的特点是需要主动参与到教学活动过程中，参与规划和评估对他们的教学指导。在针对成人的课堂教学过程中，首先，需要了解他们的学习动机和目标，保证与目标一致的教学活动，保持成人学习者的学习动机。其次，课堂教学内容的实施需纳入学习者的主动参与，以多种形式的互动式课堂教学为主。中国的古语"授人以鱼，不如授人以渔"，即传授知识，不如传授学习知识的方法。美国开国元勋本杰明·富兰克林（Benjamin Franklin）曾说："告诉我，我会忘记。教我，我会记住。让我参与，我会学习。"

互动式课堂教学法是一种教学方式，教师通过营造多边互动的教学环境，促进师生互动、学生与学生互动，在教学双方平等交流探讨的过程中，不同观点碰撞交流，激发教学双方的主动性和探索性，达到提高教学效果的目的。传统的以教师讲解为主导的单向课堂教学模式对于教师来讲是容易实施的，但不符合成人学习者的学习特点。研究显示，听课学习的24小时记忆保留率为5%，阅读学习的24小时记忆保留率为5% ～ 10%，视听结合学习的24小时保留率为20%，示范可提高保留率至30%，小组讨论的保留率为50%。在学习过程中进行实践，记忆保留率可高达75%，而立即应用知识或教授他人的学习保留率为90%。一项荟萃分析总结了225项对比传统授课与互动式授课的教学研究，传统授课的成绩不合格率是互动式授课模式的1.5倍，互动式授课成绩平均提高6%，概念理解的提高程度比课程考试成绩更突出。互动式教学不仅提高学生成绩，还提高了学生的课堂出勤率、对课堂教学内容的兴趣和满意度、对复杂概念的理解程度以及自主学习能力。因此，在医学教育的课堂教学过程中，应以互动式课堂教学的形式为主，掌握互动式教学的基本方法是临床医学专业教师的必修课。

二、互动式课堂教学法的形式

互动式课堂教学法的形式多种多样，教师需要针对课堂学生数量、课堂硬件条件、学习目标和学生能力选择适当的互动式教学方法。下面对几种常用的互动式教学方法进行简要介绍。

1. 思考-组对-分享（think-pair-share） 是一种相对简单的交互方法。教师根据教学内容提出问题，首先要求学生单独思考并且写下他们的答案以及基本原理和证据。然后学生与合作伙伴讨论他们的答案，通常1 ～ 3分钟，教师鼓励

学生相互尊重地提问和给予反馈意见。最后，挑选部分学生与全班分享他们的见解，包括个人见解和从配对讨论中收集的见解，教师鼓励提出意见和进一步提问。

该方法简单易掌握，无须教室硬件系统支持，可广泛用于各种日常课堂，如概念学习、问题讨论、头脑风暴、合作阅读等，有助于培养学生对于某一主题的概念理解，锻炼学生过滤信息、总结凝练和全面分析的能力。

2. 同伴教学（peer instruction）　由哈佛大学教授艾瑞克·马祖尔（Eric Mazur）在20世纪90年代初期推广的一种循证、互动式教学方法。以学生为中心，学生通过课外学习，课前阅读，教师通过提出课前准备好的概念性问题或基于学生难度的概念测试来吸引学生。具体步骤如下（图3-2）。

（1）教师将一堂课分解成数小段，每段一个核心内容。

（2）教师针对核心内容提出问题。

（3）学生单独思考1～2分钟并形成自己的答案。

（4）学生与同学们以3～4人为一组进行讨论（指导教师旁听）；每个学生均提出个人答案，通过讨论对正确答案达成共识。

（5）对各组答案进行投票。

（6）教师解释答案（概念）。

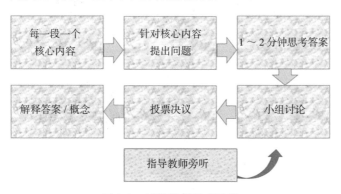

图3-2　同伴教学形式示意

有相关研究显示，同伴教学相对传统的讲座式教学方法更加有效，提高学生课堂学习专注力和学习兴趣，教师反馈对于教学的内容更加自信，同时促进教师的自我学习、评估和教学技能的提高。

3. 翻转课堂（flipped classroom）　一种源于美国的教学模式，在2000年首次报道应用于课堂教学。翻转课堂指重新调整课堂内外时间，将学习的决定权从教师转移给学生，课堂上和课堂下的功能翻转，由课堂上老师教、学生学，课下学生完成作业的传统教学模式改变为学生课堂前通过视频讲座、电子书、同学间网络讨论等完成自主学习；课堂上教师通过讲授法或协作法个性化指导学生学习；课堂后学生自主规划深入学习，达到学习知识、扩展思维、培养持续学习能力的效果。

翻转课堂由课前、课上和课后三部分组成（图3-3）：①课前学生完成互动式学习单元，可以MOOC、视频课程等多种形式完成，并阅读教师推荐学习资料；②课上通过多种模式（同伴教学、PBL、CBL、小组学习）相结合的方式，对核心概念进行应用训练；在上述训练过程中实施多向反馈，包括教师反馈、组内反馈、组间反馈等；③课后包括学生针对学习理解的内容进行自我检验，教师布置课后延伸训练，可解决更为复杂的任务。

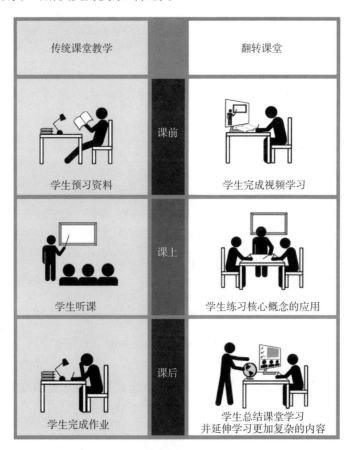

图3-3　翻转课堂模式示意

翻转课堂教学方法促进学生主动参与学习，提高深入思考、解决问题的能力，让学习真正成为以学生为中心，给予学生更多的机会发现思考过程中的问题和错误，加深学习的认知过程。传统课堂授课方式在布鲁姆（Bloom）认知分层中处于记忆和理解阶段，而翻转课堂的记忆和理解阶段发生在课堂外，课堂上是应用、分析、评价、创造的高层次认知阶段（图3-4）。

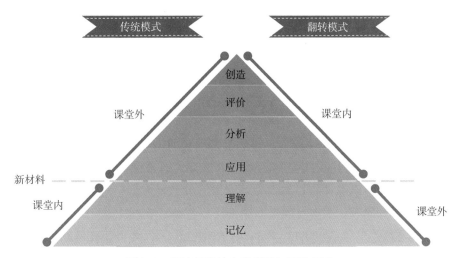

图3-4　翻转课堂的布鲁姆认知层次示意

翻转课堂教学的组织实施通常会遇到一些共性问题和挑战，如学生课前学习准备不充分、指导教师准备不充分、课堂讨论偏离主题、讨论时间不充分、学生不主动参与课堂讨论、学生反应学习难度增大等。在翻转课堂的设计和组织过程中应充分考虑上述问题。首先，教师需接受相应的理论和技能培训；其次，翻转课堂的教学应有明确的学习目标和大纲，翻转课堂的设计应紧密围绕学习目标；再次，在课程设计阶段即可调动学生的学习积极性，鼓励学生参与课程设计，指导教师与学生的互动开始于课堂之前，课前给学生提供充分的准备时间。最后，对课堂活动内容进行优化，充分发挥小组学习/同伴学习的杠杆作用。指导教师在课堂上提供结构清晰的指导，给予学生充分的时间完成课上活动，并引导讨论，给予个人/小组及时的反馈。

4. 基于案例的协作学习（case based collaborative learning，CBCL）对学生和教师来说是一种要求很高但获益匪浅的互动策略，学生自己学习关键的医学概念，然后在课堂上一起将这些知识应用于临床实践中会遇到的真实案例中。基于案例（问题）的学习始于一个真实的病例中存在的开放式问题，要求学生（通常以小组形式）确定他们知道什么以及他们需要知道什么可以帮助解决问题，确定他们如何获得所需的知识，形成假设、研究、实验，确定解决问题的方案，并报告他们的发现或结果。学生可以获得知识架构，并在现实世界对概念进行澄清和强化，以及练习解决专业难题。以开放式探究增加学生的学习积极性为理论基础，这种方法的独特优势在于所获得的知识立即成为知识架构中有意义的一部分内容，在临床教学中对于临床思维方式的培养占据重要的一席之地。

CBCL的教学方法源于哈佛医学院，在将学生基于问题、基于案例和基于团队的学习要素与同伴教学相融合的同时，也非常重视学生的学习策略。与翻转课堂方法类似，学生应在上课前针对学习内容完成相应的作业并作好准备回答相关问题。在课堂上，学生分组复习作业；考虑新的案例和问题集；回答重点突出的开放式问题；并就强调主动学习和批判性思维的任务达成共识。2013年哈佛医学院进行了一项随机对照试验，一组学生参加为期6周的综合人体生理学课程的CBCL教学，与基于问题的学习课程比较，先前考试成绩低于所有参与者中位数的学生通过参加CBCL课程，期末考试的平均分数显著提高。学生反馈CBCL的形式有趣、激发思考，学习过程更加投入。

5. 观众反应系统（audience response system）是一种利用无线软件和硬件实现讲者与听众之间交互作用的系统。如学生用来传达他们对问题的回答的手持遥控器，又称为答题器。有一些基于云的应用工具允许观众使用一系列个人计算设备（如手机和笔记本电脑）作出回应。这些类型的系统还添加了新的功能类型，以及更传统的是非题和多项选择风格的问题。

课堂应用观众反应系统的获益很多。首先，可避免举手回答问题时带来的群体心理学影响，回答不受他人的干扰；其次，与手动方法相比，可快速地为较大群体提供答案，以表格或图形形式及时显示投票结果，学生可以获得实时反馈，教师可以立即确认学生对关键内容的理解程度，帮助教师根据学生真实的、直接的反馈动态进行教学内容调整。其他的获益还包括：①提高学生注意力和参与度；②提高知识保留率；③匿名投票，保护学生隐私；④创建互动且有趣的学习环境，学生对系统展示的结果通常很感兴趣，想了解正确答案以及自己与其他同学答案的异同；⑤数据存储于软件数据库中，答案可以随着时间的推移进行分析，用于教学研究或其他形式的分析总结。

观众反应系统在其应用方面也可能存在一些困难。购置设备需要一定的成本投入，也需要定期维护、配置相应的演示软件，课堂前需进行测试，课堂上遇到故障和问题时需要技术支持协助解决，保障设备的可靠性。

三、互动式课堂教学的教师角色转换

在互动课堂中，教师通常扮演一个不太公开的权威角色。教师需从舞台上的主角转变为旁观者，但并不是无关者，而是教学活动的幕后导演。角色的转换并不意味着教师的重要性降低，正如高阶思维建立在掌握低阶思维的基础上一样，互动学习也必须得到明确的专家（即教师）支持。教师在互动式课堂教学中过多的讲述将降低学生自主学习的积极性，变为实际意义上的传统教学模式，而完全作为旁观者不予指导同样可能损害学生的积极性。过多的学生自主性会产生不确定性，从而降低积极性。因此，在互动式课堂教学中，当学生在基本术语或概念上遇到困难时，教师要进行及时的答疑和解惑，进行及时的梳理与总结。简而言之，使用交互式方法的教师须在自主性与支持之间取得平衡，并在一系列教学方法中灵活胜任。

四、互动式课堂教学的应用举例

以北京协和医院八年制内科学综合课《炎症性肠病》（2学时）授课为例，采用互动式课堂教学模式，设计翻转课堂与基于案例的协作学习教学模式。课程的整体设计可分为课堂前、课堂上、课堂后三部分内容，需由教师和部分参与的同学提前完成。

1. 《炎症性肠病》翻转课堂的课堂前部分

（1）准备核心概念的讲授视频：以炎症性肠病的概念、分类、诊断和鉴别诊断、治疗为核心知识，录制课堂前自主学习视频，炎症性肠病包括溃疡性结肠炎、克罗恩病两类疾病，每部分视频15～20分钟。该部分内容需注意以下几点，①课前学习视频的长度以不超过20分钟为宜，视频时间过长，重点概念不突出，学生课前学习注意力下降；②视频授课的内容以讲授概念为主，课堂学习的重点在于概念的应用；③提前提供学生课前学习资料，保障学生有充分的时间进行自主学习和思考。

（2）准备课堂学习的案例：课堂学习的案例需要指导教师进行精心的选择和准备，案例准备可等同于教案的设计。案例设计和准备是否充分直接影响课堂教学的质量、学生学习的成效。应注意以下内容：①选择合适的临床案例，需紧密围绕课程的教学目标和重点内容，避免选择过于复杂的临床案例；②结合案例以及教学目标提出几个重要的讨论问题，以开放式问题为主，作为主线引导课堂讨论；③以多种呈现方式立体全面展示案例，可包括视频、影像资料等，如患者的内镜视频、放射影像资料图片等；④案例设计中可融合医患沟通、医学人文相关

的讨论内容，例如病情告知（告知坏消息）、知情同意等，全面培养医学生的胜任能力。

（3）课前学生的准备工作：学生在课前需进行小组学习的分组，通常一个小组6～8人为宜，如课堂学生数目过多，也可根据情况适当增加至10人一组。小组的安排可根据学生的意愿自主形成，也可沿用既往教学活动中的分组。

2. 翻转课堂的课堂部分

（1）教师任务：教师是课堂学习的组织者，小组学习采用小组围坐式教室布置，便于讨论。教师负责把握课堂小组讨论的时间分配，保障每一个问题有充分讨论的时间，保障每一个小组有回答展示小组讨论结果的时间。下文简要列出课堂小组讨论的病案案例。

课堂讨论案例脚本（1课时，45分钟）

第一部分 刘××，男，18岁，北京市某寄宿中学高三学生，因"发热、腹痛、大便不成形2月余"于2020年4月就诊我院。2020年1月底出现发热，Tmax 37.6℃，无畏寒、寒战。伴咽部疱疹，外院考虑"咽峡炎"，先后予左氧氟沙星、阿奇霉素、阿莫西林等抗生素治疗，体温无明显下降。渐出现左侧腹痛，伴大便不成形，稀水样便，每日2次，无脓血。2020年3月16日于外院查血常规：WBC $9.18×10^9$/L，NEUT# $6.4×10^9$/L，Hb 117g/L，PLT $574×10^9$/L；血 Alb 30.5g/L，ALT 14U/L，Cr 80μmol/L，hsCRP 52.21mg/L，ESR 44mm/h。电子结肠镜示（提供图片给学生）：回结肠多发纵行溃疡、阿弗他溃疡。体重下降5kg。既往史：2018年4月肛周脓肿，行手术治疗。个人史：无烟酒嗜好。家族史：父母体健。

讨论问题1：刘同学的主要问题是？还需要进一步了解哪些病史？全身查体需要着重注意哪些体征？进一步的检查评估？

第二部分 病史补充：刘同学常有口腔溃疡，无外阴溃疡，无皮疹、关节肿痛、虹膜炎。体温升高以午后为主，无盗汗、咳嗽、咳痰。发病前无不洁饮食史。否认结核感染及接触史。查体：身高180cm，体重52kg，BMI 16.05kg/m²。体形消瘦，全身浅表淋巴结未触及肿大。口腔黏膜未见溃疡、白斑，咽无充血。双肺呼吸音清。心率80次/分，律齐，无杂音。腹软，无压痛、反跳痛，肠鸣音3次/分，肝脾肋下未及，移动性浊音（－）。肛诊：肛周可见皮赘，未见瘘口、红肿，进指6cm未触及肿物、结节，无压痛，退指指套无染血。辅助检查补充：hsCRP 108.92mg/L，ASCA-IgA（＋）31RU/ml，ASCA-IgG（＋）32RU/ml。

讨论问题2：刘同学的诊断和鉴别诊断有哪些？支持和不支持的证据？是否还需要进一步检查？

第三部分 入院后完善相关检查，血常规：WBC $10.59×10^9$/L，NEUT%

72.6％，Hb 113g/L，PLT 643×10^9/L； 肝肾功能：Alb 34g/L，TBil 8.2μmol/L，ALT 41U/L，Cr（E）80μmol/L；T-25（OH）D 3.1ng/ml； 铁4项：Fe 50μg/dl，TS 17.2％，TIBC 290μg/dl；hsCRP 52.53mg/L，ESR 32mm/h；巨细胞病毒DNA（血）＋EB病毒DNA（血）、便细菌培养（－）；结肠镜（提供图片）；病理（提供图片）；腹部CT小肠重建（提供视频文件）。

讨论问题3：请给出目前的完整诊断，以及下一步治疗方案。

（2）课堂时间安排：以上述案例为例，案例分为三部分进行小组讨论，每一部分的侧重点不同，第一部分是临床基本资料的采集过程；第二部分是分析总结资料进行鉴别诊断的过程；第三部分在鉴别诊断基础上进行诊断和治疗选择。讨论内容层层递进，课程的重点在于前两部分，时间的安排上以突出重点难点内容为主。课堂第一部分讨论8分钟，小组总结发表意见3分钟；第二部分讨论10分钟，小组发表意见3分钟；第三部分讨论8分钟，总结发表意见2分钟。最后，教师针对该案例，进行总结和回答问题，10分钟。

（3）翻转课堂教学效果的检验：在翻转课堂的实施中，为了解课前视频学习、课上小组讨论学习的效果，可针对教学内容进行课前、课后的知识测验，可采取基于网络的问卷形式或课堂观众反应系统（答题器）的形式，通过测验结果的前后对比分析，可了解学生在自主学习过程中对于概念掌握和应用的程度。

3. 翻转课堂的课后部分 翻转课堂的课后部分可由指导教师布置延伸任务，结合案例思考、回答更加复杂的问题，可给予推荐阅读，包括该专题目前的研究进展、疾病治疗的前沿、尚未解决的问题等，促进学生对于专业领域知识的兴趣，同时提高深入自主学习的能力。

（李　玥）

第六节 临床思维教学的常用方法

我国现代医学奠基人之一，北京协和医院内科张孝骞教授曾于1984年在《医学与哲学》杂志上发表过一篇名为"漫谈临床思维"的文章，他在文章中写道："临床思维是对疾病现象进行调查、分析、综合、判断、推理等一系列的思维活动，以认识疾病的本质。"由此可知，临床思维是临床医生通过人脑的高级神经活动，透过疾病表象，厘清疾病内在联系，对疾病作出规律性概括和判断的过程。思维是行动的先导，正确的临床思维则是临床医生作出正确医疗决策和合理医疗行为的前提条件。临床思维是临床医生医疗水平的基础，提升医师临床能力的核心和根本就是建立正确的临床思维，临床思维培养是医学教育的重点和难点。

一、临床思维教学是临床医学教育的核心内容

受限于目前医学教育的局限性及临床医学的复杂性，医学生临床思维的培养存在缺陷。一方面，临床知识强调机体局部与整体的联系，而医学生在早期接触临床学习时，容易"只见树木，不见森林"，常常只能掌握疾病局部特点，却容易忽略疾病全貌、疾病与疾病之间及各种因素对疾病发展的影响，容易出现思维的局限和僵化。另一方面，目前医学教育与临床实际工作相脱节，以知识传授为重点，欠缺针对临床思维能力的培养。临床知识、技能的培养可以通过传统医学教育模式的不断重复、训练、考核来掌握，但临床思维培养却对医学教育有更高维度的要求，要求在掌握扎实理论知识的基础上，在临床实践中不断积累、应用，最终内化为可灵活运用、迁移的临床基本功。

因此，应将临床思维教学作为临床医学教育的核心内容，对医学生进行培养。临床思维作为形而上的概念，在实际落地过程中涵盖多方面、多角度的内容，包括如何采集病史、如何归纳总结形成逻辑清晰的病历、如何有针对性地选择辅助检查并解读辅助检查结果、如何综合临床表现及辅助检查结果形成诊断、如何设计个体化治疗方案等。以上内容既与目前诊断学等课程内容存在交叉，也包括现有课程体系尚不涉及的思维训练，例如如何通过个人反思实现临床思维能力的螺旋式上升、如何避免错误思维方法和认知误区导致的错误诊断等。临床思维能力的培养以临床知识、技能为基础，同时又能对临床知识、技能的实际掌握及运用起到促进作用。

临床思维有很多不同模式，如模式识别法、流程法、逻辑推理法和穷尽法。模式识别法是通过识别、比对、认知患者的临床特点进行诊治。流程法是根据临床指南，逐步套用指南进行诊治。逻辑推理法是通过逻辑推理，不断形成假说，抽丝剥茧般地证明或者排除，形成结论。穷尽法是通过列举，穷尽各种可能，逐一思考排除。临床思维的教学应该从教学团队、课程内容、教学方法等几个方面着手。教学团队方面，应由临床和教学经验丰富的临床教学专家组成核心团队。课程内容方面，应对现有临床医学知识教学体系和教学内容与临床思维培养的教学计划进行整合，实现从侧重临床知识技能向知识技能、临床推理、临床实践三方面并举的转变。教学方法上，应尝试不同教学方法，在医学教育不同阶段循序渐进，在临床培养的全过程中，逐渐帮助医学生学习、发展、掌握临床思维能力。

二、医学生临床思维教学的常用教学方法

虽临床实践是培养临床思维的最佳手段，但从医学教育伊始即应该开始进

行临床思维培养的渗透，医学生在学习临床医学知识的同时，也要逐渐从临床实践中培养临床思维，并应用于后续实践中。需要注意的是，在医学教育的不同阶段，医学生的知识储备、临床能力存在差异，因此应遵循螺旋式的课程设计理念，针对同一教学主题，在不同教学阶段设置不同难度及侧重点，通过不同的教学方法反复回顾、训练，从而最终达到培养正确的临床思维，并最终能在临床实践中灵活应用的目的。

（一）早期教学阶段

早期接触临床阶段，医学生初次接触临床知识，后期所有临床学习实践都离不开该阶段打下的基础。因此，早期教学中应注重标准化、规范化、准确化。在整个临床思维教学的过程中，提出问题并围绕问题展开学习，是训练临床思维的重中之重，因此，临床教师应该鼓励学生用医疗专业术语描述和定义问题，准确表述医学问题，或者通过使用概念导图将医学问题概念化。临床思维的教学还需要注重培养学生整合并应用所学临床知识的能力，包括针对病例进行收集相关学习资料，将医学概念相关的临床知识与病例有机整合，形成自己的逻辑思维网络，从而理解更复杂的医学问题，该方法有利于培养前瞻性的临床思维，建立模式识别的知识模型。

1. PBL教学方法 PBL教学方法是以问题为基础的教学方法，推荐应用于早期临床思维的教学，PBL围绕具体临床病例展开，学生通过围绕PBL的核心病例提出临床问题，搜集资料，展开讨论和分析。一方面，可以提高学生的参与度和自主性，实现从老师教、学生被动接受向学生主动学习，老师从旁引导的转变，培养学生自我学习、独立思考的能力，通过自主学习，基础理论知识掌握更加深入，通过围绕病例展开学习，促进理论知识与临床初步结合；另一方面，可以帮助学生建立正确的逻辑思维过程，培养临床推理和分析的能力。此外，PBL以小组为单位展开，学生在讨论和解答问题的过程中，也锻炼了语言表达和团队协作的能力。在PBL教学中，虽以学生为主体，但老师也发挥了重要作用，由于学生欠缺临床经验，难以抓住临床重点，老师应把握讨论的主线，并最终对问题进行分析、汇总，针对学生在PBL中暴露出的问题，给予及时反馈。

PBL教学方法具有一定的优势和局限性，此教学方法促进了学生的主动思考和解决问题的能力，PBL的问题由学生在教师的指导下自行提出，符合学生的兴趣点和关注点，提示了学生的课程满意度和参与度，学生在PBL过程中自主思考、自主分析，临床思维得到培养。但同时，PBL教学方法也存在一定的局限性，首先，目前尚无成型的经典PBL案例集，临床病例直接用于PBL往往无法满足教学要求，而需进行改编，因此，PBL教学对课程组织者提出了较高的要求，现有的优秀的PBL案例较少，难以支持长期的教学；其次，PBL教学方法对学生的课前预习要求较高，只有初步掌握一定的相关临床知识，才能真正参与PBL教学并从中获益。随着PBL教学方法的广泛应用，应注意避免过分强调PBL形式和流程，忽略其中的教学内容和思维培养。

2. CBL教学方法　CBL教学方法是医学生临床思维教学中的核心方法。在教师的指导下，学生借助案例中提供的信息，提出、分析和解决案例相关的临床问题，通过真实或模拟状态下的临床案例教学，医学生可以更好地掌握临床疾病相关知识，学习如何诊断和应对具体的疾病。CBL教学法形式多样，包括模拟教学、标准化病人、教学查房等，可以通过在不同阶段选择不同的教学形式，循序渐进地培养学生的临床思维。CBL教学法有利于帮助医学生从课堂学习向病例学习转变，在课堂和真实临床实践中架起桥梁，是医学生尽早接触临床实践的重要方式，可以广泛地应用在基础医学、专科教学、见实习过程中。CBL教学方法在提升学生的主动性和实践能力的同时，也对优秀案例和教师教学能力提出了较高的要求。

CBL教学方法适用于初次接触临床案例的医学生，通过应用计算机和多媒体教学模拟临床病例完整的发生、发展和诊疗过程，配合图片和影像资料，学生可以在与计算机的交互式应答中体验虚拟的医疗情境，对具体的完整临床病例进行探索，CBL教学方法有利于培养医学生连贯清晰的临床推理能力，在临床思维的教学中具有显著的优势。在互联网时代，CBL教学能够充分利用网络资源，不受时间、空间制约，与现有教学资源相补充，通过翻转课堂的方式实现线上线下的联合学习和互动，在充分锻炼临床思维的同时真正实现学生的自主学习。但是，计算机模拟教学仍然缺少了实际临床情景中的互动性，存在一定局限性。

相较于计算机模拟教学，基于标准化病人的情境模拟CBL教学法更加真实，更接近临床实践。通过与标准化病人面对面沟通，可以让学生提早扮演职业角色，提早适应医生身份，提升在临床实践沟通中收集信息、分析推理和人际交流的能力，与计算机模拟教学相比，互动性也更强。研究发现，在内科学教学中，经过基于标准化病人的CBL训练，学生的理论知识、表达沟通能力、实践测试成绩和逻辑思维能力都得到了提高。标准化病人经过专门的训练与考核，能够模拟真实病人，但与真实病人相比，标准化病人能更好地配合学生自由、反复地进行问诊及体格检查，能够降低学生的紧张感，为临床实践中实际接触临床患者打下基础。此外，使用标准化病人进行教学还能够规避临床风险。标准化病人教学方法也存在一定的不足，标准化病人与真实患者仍存在差异，有时不能模拟实际临床工作中遇到的患者的症状和交流方式，导致训练过程中表演成分较大；另外，由于标准化病人的培训较为复杂，培训效果和配合程度将直接影响着教学的效果。CBL教学中，应设置教师总结、反馈环节，基于学生表现，引导学生临床思维的调整，形成对学习认知过程的自我评价和认识，有助于后续查缺补漏、不断提升。

（二）见实习教学阶段

临床实践是临床思维训练的载体，临床思维训练成果也将最终反哺临床实践。因此，应重视见实习中的临床思维教学。见实习阶段，医学生在临床带教老师的带领下，在病房接受床旁教学，接触真实的临床患者，全面参与患者的诊疗经过，从患者入院时的病史采集、查体和辅助检查，到诊断和治疗方案的提出、调整、实施。在此过程中，临床课程学习阶段的书本知识、思维方法得到实际运用，学生在一个又一个真实病例中，反复应用知识加深理解，反复进行临床思维推演形成思维模式。

因此，床旁教学是见实习中临床思维教学中最重要的一环。学生需要从理论知识出发，结合各临床病例具体特点，有针对性的收集有助于诊断和鉴别诊断的疾病表现和一般情况等信息，通过收集临床资料、查阅文献、病历书写，从而对疾病有足够的认识，作出分析和初步的诊断。床旁教学充分利用了医院丰富的临床病例资源，但对临床教师的教学意识和工作经验，以及学生的主观能动性有一定的要求。对于初入临床的见实习阶段学生而言，应由临床教师挑选较为经典同时适宜教学的病例供学生实践、学习，同时，在学生参与临床诊疗的过程中，教师应做到适时引导、启发，并保证临床安全性。此外，参与病房查房、病例讨论和学术讲座也是临床思维教学中重要的方法，通过对病例的特点进行汇报，与临床专家交流学习，学生不仅对临床诊疗流程更加熟悉，也接触了大量的临床知识和病例，积累临床经验的同时，培养并提高学生独立思考和诊治疾病的临床思维能力。

（三）小结

临床思维教学的培养需要针对不同学习阶段的学生采用不同的教学方法，将PBL与CBL相结合，将理论教学和临床实践相结合，全面系统地帮助学生形成完整的逻辑思维。在临床思维教学的初期，应注重打基础，将临床思维的形成与理论知识有机结合，激发学生独立学习的兴趣和自主性，帮助学生掌握医学知识的同时，形成初步的临床思维；在此基础上，再进一步通过PBL教学结合计算机多媒体教学或基于标准化病人的情境模拟教学，在模拟环境中训练临床思维，为临床实践中接触患者、真正实践临床思维打下基础。在见实习阶段，利用床旁教学、病房查房、病例讨论等形式，在实践中灵活运用前期所学知识，帮助学生实现从掌握知识向运用知识的跨越，帮助学生在实践中进一步操练临床思维；也可以结合PBL学习模式，进一步对基础知识进行巩固。

三、医学毕业后教育阶段临床思维教学的常用教学方法

医学的发展日新月异，医学知识和技能不断迭代，这要求临床医师具备终身学习的能力。医生在完成学校基本教育后，依然需要不断锻炼、强化、更新临床工作能力。虽然相较于院校教育，毕业后教育仍欠缺系统化和规范化，但毕业后丰富的临床实践，对于提高临床工作中的临床思维能力有显著的作用。对于处在住院医师阶段的青年医生而言，可以在轮转期间通过参与病房查房、学术讲座、疑难病例讨论等方式，训练自己的临床思维。

病房是住院医师继续教育的重要场所，教学查房是住院医师床旁教学的重要手段。住院医师经过多年的医学教育，已经基本掌握基础知识和技能，在此基础上应进一步提升对其临床思维能力的培养目标，以满足临床工作需求。住院医师的临床思维教学除了对常见的典型病例的诊断思路、诊治流程与规范进行学习和巩固以外，更需要进一步关注其对非典型病例的诊断、鉴别诊断的掌握，以及对诊断失误的认识和反思，从而实现从掌握典型病例到掌握疑难病例诊治的能力进阶。在教学查房中，可以由带教老师挑选有教学价值的典型疑难病例，进行示教分析和系统讲解，丰富住院医师的临床经验，锻炼其进行诊断及鉴别诊断、并合理运用辅助检查进行佐证的能力；通过对疑难病例进行跟踪随访，培养住院医师认识具体病情变化，快速作出分析、判断，提出初步解决方案的能力。为了保证教学查房方法的有效性，教学查房可采取住院医师汇报病例，带教老师点评的形式，住院医师在准备教学查房的过程中，通过深入钻研病例实现自我提升，而带教老师在此过程中则应及时纠正住院医师临床思维的错误和不足，为提升教学查房质量，帮助提升所有教学查房参与人员的临床思维能力，负责教学查房的住院医师及带教老师需要进行充分的课前准备，增加教学的学术性与互动性；同时，教学医院应从制度层面提高教学的规范性，以形成提高年轻医师临床思维能力和职业素养的氛围。此外，还可以通过结合晨间报告、疑难病例讨论和意外并发症与死亡讨论等教学方法，具体地针对复杂病例进行学习、讨论和反思，培养住院医师的辩证思维能力以及临床思维的系统性和整体性。

四、应用举例

对医学本科生进行一例低血糖昏迷患者的PBL讨论。

从一例因突发四肢抽搐，意识障碍的50岁女性患者谈起，从昏迷的诊断与鉴

别诊断，低血糖的原因，体内葡萄糖和能量代谢，糖稳态调节，低血糖的处理和治疗等多个方面设置讨论问题，设置三个情景，以低血糖昏迷为主线，展开学生对低血糖昏迷患者的问题导向讨论，引导学生在诊疗实践中养成独立思考，勇于质疑，学会处理突发情况的能力。

◎ **情境1**

刘女士，女，50岁，2018年4月1日清晨，如厕时突然摔倒在卫生间。家人询问，患者意识不清，四肢颤抖，伴尿便失禁。家人大声呼叫，将患者扶起站立，并掐人中，叫救护车。

讨论方向：

1. 意识障碍的概念和诊断。

2. 常用的院前急救方案、操作。

3. 急救措施对预后的影响。

◎ **情境2**

救护车到来后，家人表示，刘女士以往也有发作，但此次最严重。救护人员询问后，得知患者无胰岛素和降糖药物使用史，近半年常有心悸、乏力、饥饿、出冷汗，大都在2分钟左右自行缓解。曾到医院检查，诊断为癫痫。药物卡马西平治疗，但无效果。救护人员急测指尖血血糖2.0mmol/L。

讨论方向：

1. 体内葡萄糖稳态的概念和调控。

2. 低血糖的诊断和原因。

3. 低血糖的临床表现和影响。

◎ **情境3**

救护人员给予静脉推糖，患者即醒来。入院后进一步询问患者，行糖耐量试验、人胰岛素自身抗体检查、饥饿试验、胰腺灌注CT提示胰岛素瘤。术后低血糖缓解。

讨论方向：

1. 低血糖的鉴别诊断。

2. 低血糖的应急处理。

3. 低血糖和胰岛素瘤的诊治过程。

上述案例中，对意识障碍的分析和处理，可以采用流程法的方式，着眼于生命体征的维持，避免二次损伤的发生。对于低血糖的诊断，可以采用逻辑推理法，从葡萄糖稳态、维持出发，抽丝剥茧地对血糖调控和糖稳态进行分析推理，详细鉴别。对低血糖的治疗，可以采用穷尽法。根据葡萄糖稳态维持的方法，列举升血糖的方案，启发学生理解低血糖和胰岛素瘤的处理原则。总之，对于临床思维的PBL教学，应从患者实际情况出发、联系基础与临床、抽丝剥茧、顺藤摸瓜，方能扩宽思路，获得精进。

五、结语

医学的学习是终身努力的过程，而临床思维的训练则贯穿医学学习的始终。临床思维教学的目标是培养学生的逻辑思维能力，使学生能够在了解疾病本质、掌握基础知识的基础上，运用自己的思维能力充分调动知识解决临床问题，这也正如著名医学教育家弗莱克斯纳所说："医学教育不仅是学习知识，还应当究其道理；学生只有知其所以然，才是真正的学习。"在教学方式上，应在不同教学阶段采用差异化的教学方法，以便于与学生的知识储备与发展水平相适应，充分调动学生的积极性和参与性。在临床实践中对临床思维进行训练，将不仅能够提升学生独立思考、解决问题的能力，而且能帮助学生尽早熟悉和适应临床实践，将正确的临床思维应用于临床实践，实现自主学习、终身学习的目标。

（陈　适）

第七节　模拟教学设计与实施

医学模拟作为一项技术在医学教育领域已被广泛应用，已成为理论教学与实践教学的桥梁，在各类医学人才培养中起到很大作用。国内外的院校医学教育、毕业后医学教育和继续医学教育都包括了多种多样的模拟教学。我国各教学基地为更好开展模拟教学，建设了大量的临床技能培训中心或医学模拟教学中心。但医学模拟教学中心的课程以单项技能培训为主，造成学生在模型上操作很熟练，但到临床实践中就会遇到各种各样的问题，不能很好地胜任临床工作。在如何适应目前基于胜任力的医学教育改革建立适合的医学模拟教学课程方面还存在很多困难，而且国内尚缺少参考标准。

情境模拟教学对于非操作性技能来说是一种非常适合的方法。非操作性技能是一种智力技能，既可以独立运用到医疗实践之中，又是正确运用操作性技能的前提和保障。非技术操作性技能主要包括情景感知、决策制定、沟通能力、团队协作、领导力、压力管理、应对疲惫七个方面。情境模拟（scenario simulation）指根据对象可能担任的职务或角色，编制一套与该职务或角色实际情况相似的任务项目，将他/她安排在模拟的工作情境中处理可能出现的各种问题，用多种方法来测评其心理素质、潜在能力的一系列方法。情境模拟教学是把情境模拟的理念应用于教学过程，是建立在有感染力的真实事件或真实问题基础上的教学。知识、学习是与情境化的活动联系在一起的。学生应该在真实任务情境中，尝试着发现问题、分析问题、解决问题。情境教学是众多的学习理论的实践，其中建构主义学习理论、成人学习理论、体验式学习理论以及掌握性学习与刻意训练的教学理念在情境教学中都得到充分的体现。情境模拟教学对于教师提出了更高的要求和挑战，它需要教师精心地设计、组织和实施，同时要综合运用上面所提到的各类学习理论来指导整个教学过程，以达到更好的教学效果。

模拟医学教学和临床实践是通过学员学习和实践操作提高其胜任力，最终实现保障患者安全、提升医疗质量的目的。每一次模拟教学的设计和实施均应对学员设计明确的教学目标和有利于实现教学目标的学习活动。因此，模拟医学教育符合以胜任力为导向的医学教育，是一种目的明确、目标清晰、规范化的教学模式。

一、需求分析

需求分析指针对所设计的课程进行教学需求的评估，包括确定目标学员以及专业水平，定义培训的范围来引导教学，在教学开始时就要将需求具体化。教学需求可能来自各级医疗或教育教学管理单位、医疗教学单位、教师，也可能来自医疗护理从业人员、学员自身或者患者的期望。教学的主导实施者必须理解知识、技能和态度三者间的不同，才能更好地准确定位模拟教学从而达到效果。对学生或受训者来说，关注点可能放在学习的结果上，包括知识学习的结果，技能提高的结果以及在人文态度方面的提高。此外，培训的花费必须和产出结果相符，比如患者的安全性产出和/或经济效益。

需求的评估可以通过文献回顾，围绕患者安全事件或提高医疗质量的行为研究数据的分析，也可以通过在实际临床工作或模拟环境中进行直接观察，如书面调查、问卷调查、案例收集、测试考核、当面或电话采访、和/或小组讨论来完成。培训需求与问题收集完毕后，应进行归纳分析、归类整理、分解聚焦。将问题的解决转化成学习者在情境模拟教学不同情境中的不同学习活动，弥补相应的差距，从而解决特定的问题，最终完成特定的学习任务，所有情境模拟教学是需要基于解决特定问题和聚焦特定任务进行模拟教学的设计与开发。

基于这些需求分析的结果，应该事先确定好教育计划中应该纳入的关键需求，如目标学员、专业水平等。目标观众方面要考虑到学习小组是单一专业的还是跨专业的，组内不同学员的不同专业水平（表3-4）以及最合适的目标学员人数。学员的专业水平不是由学员的培训水平来推测的，而是应该对学员进行评估以确定个体的出发点。每种类型学员的特点将影响到整个培训的教学设计和课程开发过程。

表3-4 不同学员的专业级别水平

专业级别水平	特征	基于模拟的教学设计的考量
新手	在实际情况下几乎没有任何经验可以用于判断	考虑预先作业来强化提高知识库
	用规则和分析推理来解决问题	教授课程内容更多而指导较少
		简化情境教案,通过提供多个情境案例来确保有更多的机会获得成功或合格
		使用临床情境中的暂停来实施行为中的反思
进阶初学者	具有足够的临床实际场景经验,可开始识别模式	考虑包括数个有轻微差别的情境教案以达到比较或对比的目的
	应用分析推理和模式识别法来解决问题	从常见的教案开始,过渡到复杂的教案
	通常不能确立优先级别	教授课程内容多而指导较少
		使用临床情境中的暂停来实施行为中的反思或行为后反思
胜任者	拥有更加丰富的临床经验	考虑挑战一些临床相对少见的问题,并继续积累经验
	开始全面地考虑问题	平衡教授内容与指导的比例
	更多使用模式识别法来解决问题	鼓励自主性,可在复盘过程中采用自我反省
	采用分析推理解决不常见的和复杂的问题	
	感受到个人责任	
精通者	具有丰富的既往经验。从既往经验中得出的观点来解决几乎所有状况	继续增加复杂性的情境案例,如和家属的沟通、团队协作、授权和主张
	能够全面地分析而不是片面地看待	讲授较少而指导更多
		从模拟教室中的经验中提炼出学习要点
专家	对于所有问题均有直觉的反应	利用技术性技巧和非技术性技巧来保证专家能持续应对挑战
	利用直觉来识别问题、作出应对和管理各种状况	鼓励专家在模拟和复盘过程中讨论、辅导和指导培训专家实施模拟并做复盘

目标学员的人数影响了课程的可实现性和时间安排。对于人数较少的单专业小组来说,一些可以适应于所有学员的课程就足够。当目标听众包括整个部门或者单位时,设计小组必须决定每次训练课程的最合适的学员小组人数,跨专业培训的合适的教辅人员,合理时间内提供适用于所有个体的训练频率,和完成课程

需要的教学人员的数量。根据社会学习理论的描述，并非所有个体都需参加模拟学习，仅是观察模拟事件的过程就可受益。

二、确定教学目标

在明确问题并且充分评估资源和制约条件后，则应着手进行模拟教学设计，其中最重要的原则是以终为始，以预期教学结果为导向，模拟教学的内容、学员学习任务、不同的模拟情境、教学流程等都需围绕预期特定教学结果来设计。

在课程设计中，教学目的和学习目标是非常容易被混淆的，两者和而不同。教学目的是从教师的角度，预计课程需要达到的教学结果，相对比较概括。学习目标是从学员角度，预期通过学习，能够实现知识的扩充、态度的转变或技能的习得。在设计阶段的第一步是写下教学目标，用以测量培训活动是否成功。下一步要明确具体的学习目标。教学目标根据其所描述的内容，分为知识（Knowledge）、技能（Skill）与态度（Attitude）三个层面。

学习目标反映的是培训课程对学员KSA方面带来的具体改变：你能否合理地预见到学员在项目结束时了解了什么和能够做什么？在人文态度方面的改变哪些是你预期达到的目标？对每一个目标而言，学员表现的陈述，一系列的条件和标准应该被整合在一起。相对技能而言，知识和态度方面的学习目标更不容易被观察到。学习目标应该用强烈的具有行动力的动词被记录下来（表3-5）。

表3-5　教学目标

维度	内容描述	词语应用举例
知识（K）	认知：学习者应该知道什么	确定、列举、回顾、总结、分类、描述、解释、计算、区分、推导、组成
技能（S）	精神运动：学习者能够做什么	整理、创建、建造、设计、实施、显示、修理、操作、草拟、使用、执行
态度（A）	情感：学习者的价值所在	致力于、挑战、讨论、争论、听从、证明、整合、判断、质疑、解决、组合

三、教案设计与准备

在设置好目标和主题之后，下一步是在多种学习理论，包括自我决策理论、经验学习理论和认知负荷理论基础上，选择一种教学策略。自我决策理论，指学员要有自主学习的意愿，假设学员都能主动融入学习小组，自我感觉具备能力，感觉具有自主权。在所有基于模拟的培训之初，通过建立参加的规则，和维持保密性，来创建一个安全的学习环境。经验学习理论指成年学员通过经验学习，而且必须进入到一个持续的学习循环中，包括一个具体的经验（模拟），观察和思考的时间，抽象概念的形成（引导性复盘），新情境下的测试或试验（二次模拟或进入真实环境）。在这个循环中，尽管模拟和复盘规划得非常好，设计小组亦应该考虑到做一些预备工作和教学信息，特别对于初学者来说，他们本身没有什么既往的经验，学习更依赖于规则、流程和政策等。认知负荷理论（cognitive load theory，CLT），指为了达到有效的学习，学员在学习过程中的认知负荷应该保持在最小化，因为短时记忆只能够保存有限的信息，受学员的认知负荷限制，每一次课程学员能掌握的学习内容有限，且由于模拟医学教学需要学员在应激（充满压力）的情况下进行体验式学习，故每一次课程中的教学目标不宜设置过多，以2～3个具体的教学目标为宜。若设置的教学目标过多，学员可能无法掌握超出其认知负荷部分的学习内容，导致无效性学习，对于师生的时间及教学资源是一种浪费，预备工作与模拟内容的复杂程度都应该与学员水平相匹配，否则会出现内容过多、超过了学员的认知负荷的问题。

设计教学策略的第二部分包括选择与学员水平相匹配的适当的模拟形式或模拟技术，以能够实现教学目标的最低配置为原则。模拟技术包括基于屏幕的模拟、任务训练器、高级模拟人、标准化病人以及混合模拟工具（整合了任务训练器的标准化病人）。

课程设计的完成，需要开发教学人员、模拟练习、复盘指导和评估工具的完备。临床专家也可作为培训的教学人员，但应该先学习一下模拟教学设计、运行和复盘的方法。对于教学人员来说，很重要的是对成人教育原则的整体理解，以便给学员创造心理安全。此外，教学人员还应该理解怎么设计模拟教学，不管是单纯的技术操作培训，还是综合的临床场景模拟，以及如何运行从而达到教学目的。最后，因为深度学习不仅限于发生在练习操作阶段，教学人员还需要学习如何进行引导学习，如何进行复盘，如何在引导过程中与学员层级相匹配。比如，对初学者进行复盘时需要更多更直接的教学方法；反之，有能力的学员，甚至是专家级别的，可能需要更多引导性的反思和发现其特定行为中的思维模式，一旦发现了一个思维模式，教学人员就能够在组内对该模式的多个方面引导讨论，从而引导更深入地学习。

教学人员进行了足够的培训，他们就可以更好地融入到模拟教学的设置中从而达到教学目标。在课程设置过程的设计阶段需要确定学习目标，而在设置阶段，需要确定具体的目标和临床内容。选择合适的学习背景非常重要，因为学习背景建立了学习与经历间有意义的连接，并且推动知识、技能和练习之间的联系。有人这样描述这一过程，"确定在特定的专业背景中所需的胜任力的方法是与学习者关键性临床行为的表现绑定起来，这些关键性临床行为"作为一种能力被称为置信职业行为（EPAs）。EPAs要求学员不仅拥有知识、技能和态度，而且要求在临床环境中通过特殊的事件运用以达到最好的结果。因此，设计团队需要确定作为模拟场景根基的EPAs。这样能够让学员不仅获得知识，还能获得在真实的临床场景中何时和如何使用知识的识别力。

接下来设计团队必须运用基于触发事件的培训方法（event-based approach to training，EBAT）来定义预期行为。为了给这些行为创造机会，设计团队应该在临床场景的设计剧本中植入这些表现的触发点。触发点是给引导者为满足学习目标而提供必需事件的提示。表3-6中为举例说明在临床场景剧本中如何置入触发点。

表3-6　在情境脚本中设定触发点

角色	教学目标	预期行为	触发点
新手	可以展示无菌留置中心静脉导管的各个步骤	正确穿戴手术衣和手套 准备无菌区域 手术部位的消毒 确定合适的体表标志 利用经皮穿刺技术（Seldinger）完成中心静脉导管的留置	无
胜任者	展示无菌留置中心静脉导管的各个步骤 主张整个团队都要对于违反无菌原则的行为保持足够的警惕	正确穿戴手术衣和手套 准备无菌区域 实施操作前的time-out 手术部位的消毒 确定合适的体表标志 利用经皮穿刺技术（Seldinger）完成中心静脉导管留置 确定违反无菌原则的行为并让整个团队都保持警惕	鼓励学习者尽快开始操作 放置静脉导管时跨越了无菌区域从而使得无菌区域被污染

预期行为和触发点的列表允许教育者能建立一个可控的标准化的学习过程。而且，这个列表可以很容易地与观察测量工具相结合，从而帮助开展更好的复盘和评估。对成功的EBAT培训来说，设计团队应该将学习目标与触发点相匹配，定义可接受的观察行为或者预期行为，做好情境模拟的剧本从而保证触发点全部

都按计划运行。

最后，设计团队应该设置复盘指引，能够概述复盘的各阶段，做好情节叙述文本，设计好每个阶段的提问问题。复盘的指引或者剧本能够帮助复盘的新手教师有规可循，从而指导其教学过程，保证所有的教学点都以一个标准方式实现。此外，指引可以结构化，从而满足双层目的，为教师指引和评价教学人员复盘的能力的评估工具，比如为学习者的学习经历打好基础、按事先组织好的方式引导复盘，为参与者的表现提供反馈。

四、案例的实施过程

课程应该试运行并不断改善。试运行的目的是为教学人员提供机会，测试课程是否可运行以及模拟教学是否可行。教学人员应该实践去创造一个安全环境，使用任何一个任务训练器，使用场景模板以执行触发点来实践指导任一临床场景，并使用复盘手册来实践复盘。试运行可包括愿意参加和反馈的其他教学人员或一部分目标学员，从而进一步完善课程。在试运行中，设计团队应该决定该模拟活动是否允许教学人员进行适当的观察和评估这些预定义的胜任力以及复盘指引是否能够恰当地推动这些关于胜任力的讨论。经过试运行之后，准备工作、模拟练习以及导师手册应该被再次修订并且尽可能再次试运行。

1. **课前准备**　完好的课前准备是模拟课顺利实施的必要前提。课程开始前作为授课老师要做好各方面的准备工作，包括课程的场地、设施和模拟对象等（包括数量和功能正常）、课程相关文档和材料（如课程中涉及的幻灯片、视频、考卷、评估表、课后反馈问卷等）、学生来参与情境模拟课程的准备是否充分（包括必要的课前学习，如线上培训，是否需要有课前培训课程的证书等；通过先行组织者策略，提前将与情境模拟相关的学习资料发布给学习者，以便于学习者在认知层面上更好学习，为模拟实践做好准备）、自我准备（包括时间安排、着装、授课中可能的问题及解决方案等）。如有必要再次下发课程通知，确保学生准时参与课程学习，并告知学生模拟教学对于着装的需求等。

2. **课程介绍**　模拟案例运行之前的介绍，应主要从教学、环境及心理三个层面进行介绍。教学层面的介绍：引导学员关注模拟案例的教学目标，需要注意的是，此时主要是针对该案例的总体教学目的进行介绍，通常无须详细描述具体教学目标，避免给予学员不必要的提示；环境层面的介绍：主要向学员介绍所处的模拟环境和模拟设备，避免学员因为对于环境、设备、物品、人员的不熟悉而出现额外的认知负荷；心理层面的介绍：告知学员在安全的环境中学习，降低学员在模拟过程中的心理压力，有利于保证模拟案例顺利运行，将学习效果最大化。具体包括此次课程的目标和内容，课程的形式和特点、课程中的注意事项（如洗手间位置、安全出口位置等）、学生的身体状况、模拟场地、模拟设备和模拟案例运行中可能涉及的人员（如标准化病人、标准化家属或标准化医务人员等）介绍和学生的分工，通过相关介绍让学生能够迅速地熟悉，并有利于拉近师生之间的关系，为后续课程的实施打下良好的基础。

3. 案例运行和终止　在情境模拟案例运行开始后，作为老师的主要职责就是观察和记录，目的是发现学生在案例运行中的不足和差距，为案例运行后的引导总结反馈做准备。为了保证案例运行，教师常常采用不同的策略和方法来引导案例的运行，常用的方法包括暗示、明示和直接指导。

（1）提示：帮助学员达到学习目的或帮助学员解释或澄清模拟真实性（现实暗示）的信息；概念提示通过可编程设备、环境、或模拟病人或角色扮演者的反应，达到教学目标；现实暗示通过模拟中提供的信息，帮助学员感受到模拟的真实性。提示的方法包括暗示和明示。暗示是改变情境中的某些因素或参数，期待学生自主发现问题，例如在一个呼吸困难患者接诊的案例中，期待学生在案例运行的初期采取吸氧的方法改善患者的呼吸困难，如果学生关注到患者指氧饱和度降低但未采取吸氧的决策，这个时候可以在后台改变患者的指氧饱和度数值使其降得更低，看学生是否会注意到并采取吸氧的策略，这种方法就是暗示。明示则是直接告知某一结果，让学生根据老师的提示作出反应。例如上面呼吸困难的情境模拟案例中，学生经过暗示仍不能锁定指氧饱和度下降的问题，这时老师可以直接告诉学生现在患者指氧饱和度明显降低，你要怎么办？这种直接的提示称为明示。

（2）直接指导：当老师发现学生在某一环节有明显困难，并且这一环节非常关键，可能会影响后续情境的发展变化，这时老师可以采用直接指导的办法来对学生进行辅导。仍以上面的呼吸困难情境模拟案例的运行为例，当学生经过提示后仍无法对患者作出正确的决策时，为了让案例运行下去，由教师直接告知学生该如何做。

（3）叫停案例进行讨论：当经过上述努力案例仍无法按照教师预先设计的方向发展，为了避免浪费学生时间，可以考虑及时叫停案例运行，大家一起讨论发生了什么状况，由教师引导寻求案例运行的问题和解决方法，当大家能够达成共识后可以继续运行后边的部分。

作为模拟教学的教师应该善于观察，根据学生在案例运行中的状况选择合理的方式来保证教学目标的达成，要注意不要频繁叫停，因为这样会造成学员的困扰。但如果学员在运行案例过程中非常困难，作为教师要考虑评价学员是否做好课前准备、案例的设计是不是存在不足以及此次教学的目标难度是否不适合这类学生等，并在今后的课程中及时作出调整。另外，不要在一次案例运行中设置太多和太难的障碍，否则会明显打击学生的积极性，降低教学效果。

模拟案例具体运行的过程，整个过程中可能有若干关键事件点，模拟教学人员应密切观察模拟案例的运行，动态评估学员的认知水平，避免教学案例超出认知负荷，在适当时机下提供必要线索，保证学员主动触发关键事件。需要注意的是，关键事件的设定应与教学目标紧密相关。模拟案例的运行常需要进行一定的流程设定，特别是在使用高仿真模拟人的时候，有可能需要进行编程。目前，模拟设备控制主要有两种模式：完全程序化（programmed）与随机应变（on-the-fly）。前者的案例驱动完全依赖于事先设定好的程序，每一个生理参数的改变都在指定的时间内或学员进行了对应操作后进行切换，这对于案例的设计与细节思考，乃至模拟人编程技术都有较高的要求，也为现场线索的给予增加了难度；而后者则完全是由控制人员根据案例运行现场的实际情况进行临时的参数设置，对教学人员的应变能力要求较高。事实上，也可以采用两者混合的形式（a hybrid approach），即预先编程好不同状态下的生理病理参数，但状态之间的切换、模拟人必要的反应则由教学人员现场根据实际情况进行控制。这种方式可能是更有利于模拟教学的实际操作，毕竟教师往往无法完全预测学员对于案例的可能反应，而完全随机应变则会明显增加控制难度和工作量。

五、情景模拟教学中进行复盘

1. **复盘的定义和价值**　复盘（debriefing）指在模拟案例运行结束后通过互动讨论的形式，在教师的引导下，教师和学员一起重新审视模拟过程，围绕共同的目标展开讨论，触发学员反思并形成未来实践原则或方案的过程。让学员发现在模拟案例运行过程中暴露的问题，通过提问、讨论与反馈，探讨正确和错误行为背后的原因，通过启发学员反思和概念化，固化正确的认知和行为的同时发现自身不足进行改进，引导学员主动学习与提升，改正错误的做法，强化正确的做法。复盘过程中要善于鼓励学员对其在模拟活动中的各种表现和情况进行反思和反馈，复盘过程能够培养临床逻辑思维和提高批判式思维能力。

复盘致力于通过一种回顾与反思的方式，将实践的智慧与知识沉淀下来。复盘最大的价值是启动了内省。复盘者要有一颗谦卑、开放的心，随时觉察自己的短板，要在头脑中对做过的事情重新过一遍，看看哪里做得对，哪里做错了。做对的地方是因为自己的能力，还是偶然碰巧；做错的地方，如何才能改正，以后如果再遇到类似问题会如何处理。成功的事情，通过复盘发现真正促使成功的原因，以便继续成功；失败的事情，通过复盘发现失败的关键，避免下一次重蹈覆辙。复盘是行动后的深刻反思和经验总结，是一个不断学习、总结、反思、提炼和持续提高的过程。并且通过快速改正和优化，不断提升自己的能力，实现最快的成长。

2. 复盘的方法和形式 复盘是结构化的总结方法。复盘具有明确的结构和要素，必须遵守特定的步骤进行复盘，不仅回顾目标与事实，也要对差异的原因进行分析，得出经验和教训，才能算是一次完整的复盘。复盘环节往往要耗费比运行模拟案例更多的时间进行，也是教学人员最难以把握的环节。不同教学人员复盘的方式与风格有一定差异，如美国心脏协会采用的结构化支持性复盘（structured supportive debriefing，SSD）模式，具体表现为收集信息（gather）-分析原因（analyze）-总结重点（summery）式的GAS工具；哈佛大学医学院与波士顿医学模拟中心（Boston Center for Medical Simulation，BCMS）提倡使用的开诚布公地复盘（debriefing with good judgement）模式，即主张-探询（advocacy-inquiry，AI）工具。针对复盘环节，有一些教育研究成果可以在一定程度上帮助提升质量，如波士顿CMS开发的模拟医学复盘评估（debriefing assessment of simulation in healthcare，DASH）工具等。教师在复盘时要以实现学习目标为中心，因地制宜、因势利导、因材施教。合理应用此类复盘模式与对应工具，采用合适的方式评估复盘质量，不仅能够提升学员在模拟教学中的培训效果，而且是对教学人员教学过程的一种监督和管理，还对复盘和情境模拟环节有正向反馈作用，评价复盘的核心指标就是看是否紧紧围绕教学目标进行。恰当的使用教学质量管理工具还可以为教学研究提供相应的数据支撑。

复盘的形式也是多种多样，下面列举了文献中报道的一些特殊复盘形式。

（1）快速循环刻意训练（rapid cycle deliberate practice，RCDP）：这是以掌握性学习为重点的模拟情境，有人也称为停-走复盘。这一复盘过程的使用一直呈增长势头，因为其背后的理论有助于为学生提供更多磨炼技能的机会，特别是对于那些高风险的临床情景，如复苏。在RCDP过程中，学习者有机会练习一个技能集，直到掌握为止，然后以阶梯式方法逐渐添加更复杂的动作项。每个阶段结束后，进行小规模的复盘，并进行反馈和讨论。在传统的复盘中，学习者和教师在情境结束时进行复盘，可能在复盘后没有机会立即重复实践情境。这一复盘形式的精髓是将原先传统的复盘拆解为数个小的复盘分散在整个教学过程中。

（2）根据需要实施复盘（debriefing on demand）：在可能产生压力和焦虑的情况下，根据需要实施复盘有助于解决问题。一篇文献报道对新入职的住院医师进行了研究，检验了这种复盘模式的益处。当学习者在情境中发现在某个节点时他/她变得不知所措或困惑，教师在遇到这个问题时可以通过这种模式来引导复盘，帮助学习者解决复杂的问题。情境可以暂停，老师引导学习者进行快速的反思，之后情境可以继续。学习者发现，这一过程可以帮助他们澄清问题，减轻压力，从而有助于更有效地保留知识和转化技能。

（3）视频辅助复盘（video-assisted debriefing，VAD）：视频辅助复盘理论允许学习者回顾情境中的实际表现，而不是回忆和依赖其他人来正确传递信息。但也有反对的意见，就是学习者往往不愿意自己的表现被录像。但这一过程已经被用于技能训练任务，如缝合和腹腔镜技术。这种特殊的方法还可用于远程指导。当多人参与模拟以及同时执行各种关键操作项目时需要监控，VAD就是一种有用的工具。它还可以帮助学习者洞察一些主观行为，如肢体语言。

（4）导师引导与同伴引导的复盘（instructor vs peer-led debriefing）：训练有素的导师培养需要大量的经费和时间。当拥有较多数量的学生时，可以采用同伴引导的复盘策略。虽然一些研究表明，参与复盘的同伴和导师相比在知识和自信方面几乎没有或只有极小的差异，但复盘的质量确实会存在一定的差距，这主要是因为导师提供了更多的反馈和解决方案。同伴引导复盘的另一个好处是促进了学习者之间的合作、相互尊重和联系。

（5）复盘引导者的书面工具：复盘的艺术需要培训和专业经验积累。书面工具被设计用来促进复盘，以确保复盘过程保持以学习者为中心，并保持开诚布公的态度。这些工具对新手复盘者尤其有益。这主要会帮助那些缺乏足够培训的导师避免不良的复盘过程导致学习者通过模拟获得新知的效果大打折扣，不良的复盘还可能减少学习者对于知识的保留，也可能创造一个不安全的学习环境。

（6）针对学习者的书面复盘：已经有研究来探讨将模拟完成后的阶段纳入书面复盘的可能性。该理论认为，书面复盘可以让学习者对自主学习过程有更深入的了解。学习者可以选择参加口头复盘，而不是写复盘日志。在这个小的队列研究中，学习者更倾向于参与口头复盘，因为他们觉得口头复盘可以获得更多的收获，而书面复盘常被认为是一种负担。

（7）共同复盘（co-debriefing）：是多个复盘者共同参与复盘的过程，这会具有更多挑战性。不同的复盘者需要对该过程有共同的理解，并相互尊重。最近的一篇研究中强调了共同复盘可能出现的一些挑战以及如何防止这些问题发生。例如，共同复盘者应该相互面对面，通过更多的非语言线索来帮助协调对话，以及展开相应的复盘话题。共同复盘者还应认识到，他们对于复盘的想法反而可能会导致另一个复盘者的思维被打断。

3. 复盘的其他注意事项　无论内容如何，复盘的根本是为学习者提供一个心理安全的环境。学习者和教师应该有一个共同的心智模型，并有一个潜在的假设，即每个人都想学习和改进他们目前的知识基础。通过情境模拟培训我们追求的是学生达到"期望的成功"（图3-5），但教学目标的达成不是一蹴而就的，需要学生在模拟实践中不断总结和提高，这就是模拟教学的关键所在。

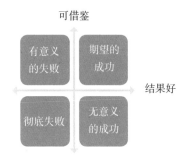

图3-5　结果的可复制性和经验的可迁移度矩阵

"有意义的失败"指虽然事情做错了，或者结果不好，但做事的人能够从中学到经验教训，搞清楚失败的真正原因并找到改善的措施，下次再做类似的工作时，很可能就不会再犯同样的错误，这种犯错是有意义和有价值的，这种失败是值得宽容的，古语说："人非圣贤，孰能无过。"试错是人类主要的学习方式之一。

"无意义的成功"指虽然事情成功了，但不知道为什么成功，搞不清楚关键因素和机制，也可能是偶然的，不可复制或重现，意义并不大。通过复盘，搞清楚成败的原因，从中学习到经验教训。无论是跟书本学，还是跟别人学，经验的迁移没有了感性的认知，会损耗大部分，所以，最深刻最有效的还是跟自己学，因为人们最主要的学习途径就是从实践中总结经验教训。复盘，让思考者常新。

六、学员的反馈和评价

在课程结束前作为教师要鼓励学员反馈此次教学的体验并对课程作出合理的评价，评价的目的是帮助教师发现课程中的不足以不断改进课程质量。学员反馈的形式可以多样，例如课程反馈问卷，让学生在没有压力的前提下完成公正的评价，并为学生预留一些开放性问题，让学生表述自己的想法和意见非常重要。

七、情境模拟教学中教师所承担的角色及教学技巧

情境模拟教学对于教师提出了更高的要求，需要教师具备基本的模拟教学理论和教学方法，善于观察和沟通，并能够在课程中促进学生反思和自我提升。我们将教师在情境模拟教学中的作用总结为下面六个角色。

1. 信息收集者　在情境模拟课程中教师首先是一位信息收集者，他所收集的信息涵盖教学的各个环节，包括案例设计过程中的教学需求信息和相关信息，课前准备的相关信息，课程介绍过程中通过和学生的交流要了解学生课前准备的情况；案例运行中教师更像是一部高速运转的摄像机，要通过细致的观察记录下学生的表现，为后面复盘做准备；复盘过程中也在不断的收集来自各方面的信

息；课程结束后还要收集和课程评价相关的信息等。这些信息的获得是一名好老师的基础，因为情境模拟教学是有针对性的教学，教师收集到的这些信息对于老师分析学生至关重要，有了基于信息的分析才能了解每位学生的优点和不足，为他们作出个性化的反馈。

2. 设计开发者　教师是情境模拟教学的设计开发者，主要指在教案设计的过程中，作为教师做好设计规划才能保证模拟教学的顺利开展和实施。需要强调的是要开发出好的情境模拟教案不能单纯依靠一位老师的努力，通常需要有开发团队来完成，建议在开发过程中聘请专业方面的临床老师参与，也要有熟悉模拟教学理论和方法的教师参与共同开发，如果涉及评价工具的开发就要有相应的评价专家参与开发过程。

3. 教学引导者　教学中教师要从传统教学中的讲授者转化为引导者，以教师为中心转变成以学员为中心，"教育不是灌输，而是点燃火焰"，教师的角色也转化为引导学员完成课前相关知识和理论的自学，课程中引导案例发生和发展，并设置合适的案例运行中止时间，复盘过程中也要注意不要把复盘过程变成批判会或小讲课，要帮助学生树立信心，通过自己的引导为学生创建一个积极的学习氛围，促进学生自我反思，自我总结和提高。

4. 评价考核者　模拟教学过程中融入了对于学生能力的形成性评价，为了确保经过模拟每位学员能够达到课程的目标，这样的评价是非常必要的。这就需要教师能够在教学中通过自己的观察和提问对于每一位学生作出合理的评价，并通过评价发现学生和教学目标之间的差距和不足，为学生能力成长提供合理的反馈意见。在形成性评价中作为老师要能够很好地理解评价标准，运用评价工具，并根据评价结果作出合理的判断。

5. 复盘实施者　情境模拟教学一个重要的学习环节就是复盘，复盘是以学习成效为导向的，不是追究功过得失，只是忠实地还原事实，分析差异，反思自我，学到经验或教训，以行动为目标。复盘，是看清问题的透视镜，是发现答案的探测针，是新知识和新认识的发动机，是高傲自满的终结者，是错误想法和做法的纠偏仪。精通复盘，就会有一种惊人的直觉，能够从纷繁复杂的现象中一眼抓住关键所在，找出解决问题的方法和途径。"学习不是禁锢，而是启迪"，因此对于教师来说，要善于实施复盘过程，并善于引导学员反思。复盘实施者的工作不是简单地对学员的表现进行点评，也不是在进行小讲课，而是以言语或非言语方式引导学员进行讨论，成为讨论过程的引导者、激励者与促进者，更是讨论学习流程的维护者、危机处理者与反馈总结者。

6. 分析总结者　作为教师要善于自我复盘，通过学生在课堂上的表现，学生对于课程的反馈和评价完成。通过自我复盘发现自己在教案设计、案例引导和复盘过程中的优点和不足，对于优点要不断自我强化，对于不足则要深刻反思，积极寻找原因，并总结为未来课程改进方案或自我提升方案，为下一次教学实践做好准备。模拟医学教学能力如同临床医学能力本身，不是一蹴而就的。想要掌握模拟医学教学理论与方法，需要大量教学实践，经过不断分析总结和提高才能造就一个精品的情境模拟课程，从模拟教学新手成长为优秀的模拟教学教师。

在正确的时间，以正确的成本，用正确的方法，为正确的对象做正确的事情，是教师以不同角色设计与实施模拟教学的重要原则。

八、情境模拟教案示例

（一）时间安排

运行时间20～25分钟，复盘时间30分钟。

（二）培训对象

急诊住院医师规培二年级学员4～6人。

（三）培训目标

1. 主要目标

（1）展示创伤救治中的团队合作技能：使用团队合作要素、应用团队合作技能改善团队表现，保证患者安全（团队合作）。

（2）应用相应流程完成对创伤患者的快速初步评估、二次评估及病史采集、生命体征获取并针对性采取必要的处置措施（知识技能，患者管理）。

——应用C、A、B、C、D、E原则进行初步评估。

——初步病情稳定后完善再次评估。

——运用ATMIST助记表结构化汇报。

（3）及时识别张力性气胸并完成初步急救措施（临床思维，基本技能）。

2. 次要目标

（1）能够列举初次评估过程中常见的致命病因和急救处置措施。

（2）能够列举针对创伤患者必要的治疗措施。

（四）培训前学员应具备的知识储备

1. 学习高级创伤生命支持相关理论知识和流程

ATMIST工具：患者病情交接（A代表年龄，T代表损伤的时间，M代表损伤机制，I代表存在的主要损伤，S代表患者主要的症状和体征，T代表院前给予的治疗和效果）。

CABCDE原则对创伤患者完成初次评估：C代表控制严重出血；A代表气道评

估和处置保证气道通畅；B代表呼吸评估和处置维持适当的氧合和通气；C代表循环评估和治疗维持适当的血压和心率；D代表神经功能评估和处置；E代表全身暴露检查并注意对患者保暖，避免低体温的发生。

2. 具备张力性气胸的诊断和急救处理技能。

（五）模拟病例概况

伤者，男性，20岁，因车祸外伤由急救车5分钟后送抵急诊科。期待学员团队进行适当的准备，并针对该患者进行必要的评估和紧急处置。如果学生能够在规定时间内完成必要的评估和急救处置，则患者病情好转，并准备转入手术室接受确切的治疗，则病例终止。如果学员在规定时间内未能完成必要的评估和急救处置，则患者病情恶化，病例终止。

（六）课前准备

1. 场景设置　急诊抢救室。

2. 模拟人　成人高仿真模拟人。

3. 教学辅助

工程师1名；助教1名。

具体要求：工程师负责维护设备，包括模拟人。

助教1人负责场地及物品准备。

4. 角色扮演者

助教1名。

具体要求：助教扮演患者家属提供病史及与医生沟通。

5. 诊断及治疗辅助用品

心电监护仪；血氧饱和度探头；血压袖带；听诊器；静脉输液器；注射器；输液泵；吸氧装置（湿化瓶及氧气管）；鼻导管；呼吸球囊及面罩；抢救车（带手电筒）；紧急穿刺针，无菌手套，消毒用品（如络合碘），穿刺包等。

具体要求：抢救车内常规物品放置，第一层抢救药品；第二层气道处理设备；第三层各类针筒和其他输液物品；第四层听诊器、手电筒。

6. 药物标签

标有药物名称的注射器或输液袋，口述药物用法及用量：

葡萄糖酸钙注射液1g/支；生理盐水500ml/瓶；5%碳酸氢钠注射液250ml/瓶；阿托品0.5mg/支；肾上腺素1mg/支；胺碘酮200mg/支；多巴胺20mg/支；破伤风抗毒素或免疫球蛋白1支；氨甲环酸1g/支；头孢呋辛0.25g/支。

7. 病例相关文本资料

实验室检查资料：血常规、肝肾功能、电解质、心肌酶、凝血功能、血型、血气分析等结果已准备。

其他：心电图纸已准备为窦性心动过速。

胸片：张力性气胸。

（七）模拟病例的初始信息

1. 基本信息　姓名：王某；性别：男；年龄：20岁；体重：70kg。

2. 模拟病情介绍（主诉、现病史，直接给学员的信息）

（1）初始信息：伤者为20岁男性，院前急救电话通知伤者因驾助动车与轿车撞击，由急救车转运至你所在的医院，患者将于5分钟后抵达急诊科。急救车上生命体征：BP 80/40mmHg，HR 140次/分，RR 34次/分，SpO$_2$ 92%（面罩吸氧），T 36.5℃。

（2）ATMIST简报（学员询问才提供）

A（年龄）：20岁。

T（损伤的时间）：30分钟前。

M（损伤机制）：驾驶助动车，10km/h速度撞到倒车中的轿车，车辆受损，胸部受到比较严重的撞击。

I（主要损伤）：胸部损伤。

S（主要症状和体征）：患者诉胸痛，憋气，明显呼吸困难。体征提示休克表现，气管向左侧移位，右肺呼吸音消失，叩诊鼓音，肋间隙增宽，颈静脉怒张，右侧胸部可见皮肤受到撞击后的淤斑。

T（治疗及效果）：院前医务人员给予患者面罩吸氧，但氧合改善不明显；血压低、心率快，已建立静脉通路，予以林格液静脉滴注，血压纠正不明显。

3. 体格检查　心电监护：窦性心动过速；生命体征：BP 85/50mmHg，HR 140次/分，RR 30次/分，SpO$_2$ 92%（面罩吸氧），T 36.5℃；一般情况：神志清楚，痛苦貌，呼吸困难，濒死感。头颅五官：双侧瞳孔直径3mm，对光反射灵敏；颈部：气管向左侧移位，颈静脉怒张；肺部：右侧胸部可见皮肤受到撞击后的淤斑，右肺呼吸音消失，叩诊鼓音，肋间隙增宽；心脏：心率140次/分，各瓣膜听诊区区未闻及杂音；腹部：无异常；脊柱四肢：双侧上肢和下肢可见皮肤软组织损伤，无活动性出血。

4. 实验室结果（学员询问才提供）　血常规：大致正常；肝肾功能：大致正常；心肌酶学：正常；血气分析：pH 7.50，PaO$_2$ 55mmHg，PaCO$_2$ 30mmHg。

5. 辅助检查结果（学员询问才提供）　心电图：窦性心动过速；胸片：床旁胸片示右侧张力性气胸表现。

6. 初步诊断　胸部创伤；右侧张力性气胸；梗阻性休克；四肢多发皮肤软

组织损伤。

（八）模拟病例发展流程

案例发展趋势（图3-6）。

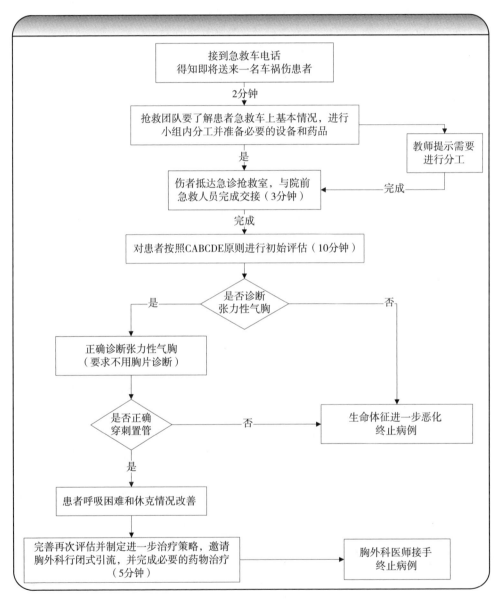

图3-6　案例发展趋势图

情境1：伤者由急救车转运抵达急诊抢救室

心电监护：窦性心动过速。

生命体征：BP 85/50mmHg，P 140次/分，R 34次/分，SpO$_2$ 92%（面罩吸氧），T 36.5℃。

情境2：正确诊断张力性气胸并正确处置

心电监护：窦性心动过速。

生命体征：BP 100/70mmHg，P 110次/分，R 28次/分，SpO$_2$ 98%（面罩吸氧），T 36.5℃。

情境3：未能诊断张力性气胸或未能正确处置

心电监护：窦性心动过速。

生命体征：P 180次/分，R 40次/分，BP 60/30mmHg，SpO$_2$ 85%（面罩吸氧）。如未行穿刺减压的情况下气管插管正压通气，生命体征进一步恶化，P 40次/分，BP 50/30 mmHg，患者极度烦躁不安，SpO$_2$ 60%。若仍未识别张力性气胸，直接终止病例。

在模拟案例运行时应注意的要点见表3-7。

表3-7　模拟案例运行要点提示

阶段	关键事件	模拟人的生命体征参数和表现的设置	学习目标	预期反应	提醒或暗示
初始（2分钟）	当班的急诊医务人员接到通知准备接诊1例车祸伤患者	如果学生询问急救车上信息，老师口述急救车上生命体征：BP 80/40mmHg，P 140次/分，R 34次/分，SpO$_2$ 92%（面罩吸氧），T 36.5℃	创伤患者接诊准备工作	患者抵达前5分钟需要完善的工作：清晰的角色分配，做好准备　准备必要的抢救设备和药物　输血的准备　如有可能与院前急救人员取得联系了解患者情况	若学员未进行有效分工并口述相关的准备，教师提问："你们小组如何分工？接诊创伤患者需要准备什么？"

续 表

阶段	关键事件	模拟人的生命体征参数和表现的设置	学习目标	预期反应	提醒或暗示
情境1 （3分钟）	患者由急救车转运抵达急诊抢救室	心电监护：窦性心动过速 生命体征：BP 85/50 mmHg，P 140次/分，R 34次/分，SpO$_2$ 92%（面罩吸氧），T 36.5℃ 患者诉胸痛，憋气，明显呼吸困难。体征提示休克表现，气管向左侧移位，右肺呼吸音消失，叩诊鼓音，肋间隙增宽，颈静脉怒张，右侧胸部可见皮肤受到撞击后的淤斑	伤员抵达后与院前人员做好交接工作 运用CABCDE原则对创伤患者完成初次评估 在进行初次评估的过程中确保完成事项	交接：①确保患者气道通畅；②关注生命体征；③关注活动性出血情况；④运用ATMIST工具完成患者病情交接 初次评估：C代表控制严重出血；A代表气道评估和处置；B代表呼吸评估和处置；C代表循环评估和治疗；D代表神经功能评估和处置；E代表全身暴露检查并注意对患者保暖 初次评估过程中确保：给予吸氧（不可重复吸入的氧气面罩，吸入气流量15L/min），予以持续监测，开放至少两条大口径静脉通路并补液，获取相应的血液化验和影像学检查	若学员未立即予以吸氧，患者出现SpO$_2$降低； 若学员未予以快速补液，血压进一步下降 模拟人很难模拟出下面症状和体征：呼吸困难，三凹征，常见休克表现的皮肤湿冷、颜色晦暗；气管移位，肋间隙增宽，颈静脉怒张，建议增加助教的语言提示上述体征 淤斑需要提前在模拟人上做好化妆
恶化1 （3分钟） （学员未正确诊断张力性气胸或学员要求行床旁胸片确定张力性气胸则转入此阶段）	学员继续诊断及处置患者	生命体征：P 180次/分，R 40次/分，BP 60/30mmHg，SpO$_2$ 85%（面罩吸氧）	张力性气胸的诊断 张力性气胸的紧急处置	通过临床表现和体征诊断张力性气胸 立即予以粗针在右侧锁骨中线第2肋间穿刺减压	
恶化2 （3分钟） （学员在未对张力性气胸进行处置前进行正压通气和气管插管则转入此阶段）	学员继续诊断及处置患者	生命体征进一步恶化，P 40次/分，BP 50/30mmHg，患者极度烦躁不安，SpO$_2$ 60%	张力性气胸的紧急处置	重复评估患者情况，确立张力胸气胸诊断	教师可以提示患者胸廓不对称，右侧胸廓明显隆起

阶段	关键事件	模拟人的生命体征参数和表现的设置	学习目标	预期反应	提醒或暗示
好转（5分钟）	经过张力性气胸的救治，患者病情相对稳定，学员进行后续处置	心电监护：窦性心动过速 生命体征：BP 100/70mmHg，P 110次/分，R 28次/分，SpO$_2$ 98%（面罩吸氧），T 36.5℃	对患者进行再次评估针对患者完成初步的药物治疗	再次评估：从头到脚确定可能的损伤，如有必要完善全身CT扫描，要求胸外科会诊 在患者抵达急诊室30分钟内完成镇痛治疗，止血药物使用（如氨甲环酸），开始抗生素治疗，注射破伤风抗毒素或免疫球蛋白，如有必要补充钙剂，确定患者进一步治疗策略并准备转专科治疗	若学员没能给出所有的治疗，主动询问还有什么需要补充的治疗

（九）复盘提纲

复盘要点提示见表3-8。

表3-8　复盘要点提示

关键学习要点	依据和答案
创伤救治中团队合作技能：使用团队合作要素、应用团队合作技能改善团队表现，保证患者安全	参考美国心脏协会高级心血管生命支持课程团队调动的要素 清晰的角色和责任 清晰的指令 闭环式沟通 频繁地回顾总结 建设性干预 相互尊重 了解自己的局限 知识共享 本病例救治过程中教师应关注团队调动的关键要素，团队每个成员是否很好地完成个人职责，并始终保持良好的合作表现

续　表

关键学习要点	依据和答案
创伤患者的快速初步评估、二次评估及病史采集、生命体征获取的流程及措施 ——应用CABCDE原则进行初步评估 ——初步病情稳定后完善再次评估 ——运用ATMIST助记表结构化汇报	患者抵达前5分钟需要完善的工作：①清晰的角色分配，做好准备；②准备必要的抢救设备和药物；③输血的准备；④如有可能与院前急救人员取得联系了解患者情况 患者抵达时做好患者交接工作：①确保患者气道通畅，如院前已经气管插管或切开，确保管路在位并通畅；②确定患者脉搏存在，关注生命体征；③关注活动性出血情况，确保进行了适当的止血措施；④运用ATMIST工具完成患者病情交接（A代表年龄，T代表损伤的时间，M代表损伤机制，I代表存在的主要损伤，S代表患者主要的症状和体征，T代表院前给予的治疗和效果） 运用CABCDE原则对创伤患者完成初次评估：C代表控制严重出血；A代表气道评估和处置保证气道通畅；B代表呼吸评估和处置维持适当的氧合和通气；C代表循环评估和治疗维持适当的血压和心率；D代表神经功能评估和处置；E代表全身暴露检查并注意对患者保暖，避免低体温的发生 在进行初次评估的过程中确保：给予吸氧（不可重复吸入的氧气面罩，吸入氧气流量15L/min），予以持续监测，开放至少两条大口径静脉通路，获取相应的血液化验结果（包括血常规、血型和交叉配血、血气分析、血液生化、凝血功能等检查），如有必要启动紧急输血预案，初始评估过程中如有必要可以完善胸部X线、骨盆平片，如有必要可考虑建立中心静脉导管，如有必要可实施床旁快速超声检查评估辅助诊断 待患者病情相对稳定后可进入再次评估，从头到脚确定可能的损伤，如有必要完善全身CT扫描，初步确定可能的损伤后请相关专科共同讨论并制订进一步治疗策略，是否需要紧急手术或者转至重症监护病房，需要输血的患者确保已经输血并重复评估初步救治的效果，如有必要重复评估患者在患者抵达急诊室30分钟内完成镇痛治疗，止血药物使用（如氨甲环酸），如有必要开始抗生素治疗，注射破伤风抗毒素或免疫球蛋白，如有必要补充钙剂，确定患者进一步治疗策略并准备后转运 本病例病情危重，应采取的治疗措施包括：①启动紧急输血预案；②完善床旁快速超声评估FAST检查；③病情稳定后需要全身CT扫描确定具体伤情；④需要镇痛药物治疗；⑤需要抗生素治疗；⑥需要给予钙剂治疗

关键学习要点	依据和答案
及时识别张力性气胸并完成初步急救措施	结合患者休克、单侧呼吸音消失、颈静脉怒张、叩诊音鼓音和肋间隙增宽判断为张力性气胸，并针对张力性气胸完成患侧紧急粗针穿刺置管，并请胸外科完成胸腔闭式引流
	钝挫伤和穿通伤患者都常发生气胸，其起病症状和体征可能延迟。患者可能表现为呼吸急促、同侧胸痛、缺氧、单侧呼吸音减弱或消失、皮下积气或叩诊单侧过清音，具体取决于基础损伤和气胸程度
	通常创伤性气胸或血胸是通过在外侧胸壁放置大号胸腔引流管（36F或更大型号）进行处理。然而，许多气胸都能采用较小号导管（如28F）、舒适性更高的猪尾管、抽吸或密切观察来处理，尤其是不太严重的或非失血性损伤
	如果医生怀疑有张力性气胸且患者处于低血压状态，可实施胸腔穿刺术作为权宜措施，方法是将较长且较大的（如12G或14G）套管针或穿刺针从锁骨中线第2肋间隙或腋中线第5肋间隙处刺入肋上方。最佳长度尚无定论，但4.5cm的穿刺针是合理的第一选择。使用CT的胸壁厚度相关研究显示，该长度对于部分患者可能不够，但是更长的针会增加损伤锁骨下血管或其他结构的风险。根据患者的体型，可能需要长达8cm的穿刺针才能有效减压。如果4.5cm的针不能减轻张力性气胸患者的胸腔压力，且胸腔闭式引流术暂不能进行，则医生应选用更长的针
	本病例外伤后出现休克和呼吸困难表现，查体发现气管向健侧偏移，颈静脉怒张，患侧呼吸音消失，基本确定张力性气胸的诊断，应立即选择患侧第2肋间锁骨中线进行粗针穿刺引流

（刘继海）

第八节 标准化病人的应用

医学是一门实践性很强的学科，医学教育需要不断在临床实践中培养技能和能力。现代医学之父威廉·奥斯勒（William Osler）曾说过"病人是最好的老师，没有病人就没有医学教学"。长期以来，医学教育确实也在教学和考核中采用真实病人，并取得良好效果。但由于真实病人的可及性和差异性，以及存在医疗安全及伦理等隐患，标准化病人（standardized patient，SP）应运而生，作为一种教学方法及教学工具，广泛应用于医学教育的不同阶段和领域。

一、标准化病人的定义

1. 历史与发展 1963年，美国南加州大学神经科教授霍华德·博若斯（Howard Barrows）在教学中开创性地应用经过培训能准确模拟病人的正常人训练学生的问诊和查体，这是SP的雏形。此后经过不断发展完善，SP作为一种新的教学方法和教学工具被医学教育界所接受，广泛应用于医学教学和考核中。美国、加拿大、日本等国家先后在执业医师资格考试中启用SP参与考核。

1991年，SP这一概念由美国中华医学基金会（China Medical Board，CMB）介绍进入我国。2003年包括北京协和医学院在内的8所卫生部部属医学院校在CMB资助下启动SP培训及客观结构化临床考试（objective structured clinical examination，OSCE）建设。北京协和医学院的SP团队不断探索，已在诊断学教学、临床早接触、医患沟通、毕业OSCE考核等诸多教学和考核场景中应用。2015年，国家医学考试中心启动了国家医师资格考试临床类别分阶段考试实证研究工作，希望在病史采集和体格检查站点采用SP进行考核，极大推进了SP在各大医学院校的推广应用。随着国家住院医师规范化培训制度的确定和完善，很多医学院校及住院医师规范化培训基地已将SP的使用范围拓展到面向住院医师的毕业后教育。经过20余年的发展，SP在我国临床教学、考核、评估、培训等多种领域发挥着越来越重要的作用。

2. 定义和角色定位 SP是指经过培训的，能够准确反复模拟某种特定疾病特征的正常人，作为一种教学方法和教学工具在医学教育中主要应用于教学和考核评估两方面。在教学中，SP模拟患者，让学习者在自己身上练习问诊、体格检查、沟通交流、操作等临床技能，培养学生的胜任力和面对真实患者的信心；在考核中SP通过在模拟临床场景中表演标准一致的患者，评估考生的临床技能。SP同时兼备演员（扮演患者）、评估者和老师三种角色。

SP首先需要具备一个演员的素质和要求。为了能让学习者有真实进入临床的沉浸感，SP需要在年龄、性别、外貌上符合真实患者的特征，能逼真模仿真实患者的症状、表情、动作、情绪变化和心理状态。一些SP没有的体征，如腹部压痛、皮疹、瘢痕等可以通过表演和化妆等方式逼真呈现。在现代可穿戴设备的支持下，SP还可以通过穿上模拟装备模拟以前认为无法模拟的体征，如异常呼吸音和心脏杂音、创伤创面等。需要为SP提供教学脚本，让他们严格按照脚本进行表演，以达到标准化和一致性。

SP是一个演员，但也和演员有很大的不同。演员只需要根据导演提供的剧本完成表演任务，SP除了完成演员的任务外，作为教学活动的重要组成部分还肩负着完成教学目标的任务。在教学活动中，SP还要承担评估者和老师的角色。在现代教学评估考核中，SP是重要的教学考核工具，他们严格按照脚本表演，保持中立，对所有考生一视同仁，不主动暗示考生任何信息。经过培训后他们也能掌握正确的评判标准，在表演的同时观察和记忆学生的行为表现并据此作出评分。SP同时也可以成为教学活动中的老师，教学过程中可以要求SP对学生的表现进行反馈，及时有针对性地指出学生在语言、行为、态度等方面的优点和不足，帮助学生提高和改进。

3. **优势与局限性** SP的应用是医学教育中的重要创举，随着实践经验的不断增多，这种教学方法与传统的真实病人相比显现出明显的优势。首先，安全性和可及性。经过培训的SP能模拟各种临床案例和场景，随时应对各种教学需求，为学生提供非常丰富的临床经验。而且SP的应用能在创造相对真实的临床场景的同时保证医疗安全，避免医患矛盾。SP增加了学生与"病人"的接触机会，很大程度缓解了临床真实病人资源不足、病人不合作、不能重复使用、教学影响临床工作等问题。其次，客观性和标准化。SP应用于临床技能考核评估能真正实现考核的客观性和标准化。SP典型的病史、症状和体征具有可重复性和稳定性，学生面对相同的SP，可以最大限度地减少病人合作和表达等因素的影响，保证考核的公平合理性，使考核具有较高的信度和效度。最后，反馈及时性。培训后的SP不仅能模拟病人，还能在教学中给学生提供及时反馈，尤其是行为态度上的反馈。SP从病人的角度观察学生在实际工作中的不足，实时反馈给学生，能从心理、社会、文化等不同角度培养学生的能力，提高职业素养。

当然，我国SP的应用还处于摸索发展阶段，仍存在很多局限性。专业化的SP队伍从招募到培训到应用都需要有大量的资金和时间的投入，成本较高。目前我国SP非正规职业，招募和选拔受到多种因素限制，很难创建理想的专业化SP队伍。受培训制度、实施方式、人力物力投入等因素限制，国内医学领域对于SP的培训程度不高，导致实际工作中SP表现参差不齐，标准化程度不高，无法担任教学指导者的身份，难以发挥其应有的良好效果。SP毕竟不是真病人，不能完全模拟临床真实场景。所以SP是重要的临床教学方法之一，但无法完全取代基于真实病人的床旁教学。在适当时候合理应用，使其与床旁教学紧密结合，这是医学教育工作者面临的重要任务。

二、现代教育理念在标准化病人中的体现

现代教育的理念对学习的观念有了根本性的变化，教学研究的重点已经从如何教转变为如何学，从知识的记忆和理解转变为知识的掌握和运用。在这种转

变中，学生不再是被动的接受者，而是积极的知识及能力的建构者；教师也不再是知识的授予者，而是学生知识能力构建的促进者。医学教育的目标是教会学生如何在临床中工作，能够发现问题，自主解决问题，具备终身学习的能力，适应临床工作的复杂性和变化性。情境教育对于实现这一目标非常重要，教师把学生带到学习任务的真实情境中学习，为学生创造更多机会，更好地促进学生的学习效果。SP正是体现了这种情境学习的理念，通过对于临床情境的模拟，促使学生将书本中学到的知识和能力在SP身上展现出来，从而达到知识和能力的整合，并在未来应用到真实的临床实践中。教师在此过程中要成为观察者，目标是发现学生知识和能力的不足，引导他们继续思考和调整，最终转化为真正的临床能力。

三、标准化病人在医学教学中的应用

SP是现代医学教育划时代的创举，已广泛被国内外各大医学院校接受，应用于医学教育的各个阶段。应用范围主要涉及教学培训及考核评价两大方面。教学培训中重点应用于病史采集、体格检查、医患沟通等临床基本技能培训，考核评价方面主要是将SP作为一个重要工具，参与到客观结构化临床考试（OSCE）中，综合评价学生的临床能力。

1. SP在教学培训中的应用　主要体现在以下3个方面。

（1）在诊断学教学中的应用：病史采集、体格检查、病历书写是诊断学教学的重点内容，是任何专业的医学生必须掌握的临床基本技能。传统授课等教学方法并不适用于技能教学，技能的提高必须通过不断实践加反馈得以实现。诊断学是衔接基础与临床的桥梁课程，面对的学生是初涉临床毫无经验的新手，如果完全用真实患者对学生进行实践教学，对于教学资源、患者安全以及学生的心理都是巨大挑战。因此，SP教学特别适用于诊断学教学。

在北京协和医学院八年制和医学试点班的诊断学教学中，大量应用了SP参与教学。在问诊学习中，首先由带教老师与SP演示标准问诊的过程，有助于学生理解关于问诊的枯燥的理论。然后配合教学，针对诊断学常见症状的学习，每周每名学生都有1次一对一的SP问诊训练机会。在体格检查教学中，除了学生互相练习，对于神经系统查体等教学难点，也安排了学生与经过专门培训的SP的一对一练习。每一次的SP教学中，带教老师和SP会从不同角度对学生的表现进行及时和有针对性的反馈。这种"实践-反馈-改进-再实践"的螺旋上升式学习方式，有助于提高学生的学习兴趣，更好地掌握临床技能。

（2）在医患沟通教学中的应用：有效的医患沟通是建立和谐医患关系的基

础，是保障医疗活动顺利进行的重要环节。不论是针对医学院毕业生的医学教育全球最低基本要求（global minimum essential requirements in medical education，GMER），还是针对住院医生的美国毕业后医学教育认证委员会（ACGME）提出的《住院医师六大核心能力》以及中国住院医师培训精英教学医院联盟提出的《住院医师核心胜任力框架共识》，都将医患沟通能力列为核心项目之一。SP是医患沟通教学的重要教学方法，目前国内外很多医学院校都开设了SP参与的医患沟通培训课程，探索医患沟通的新型教学模式，提高不同级别医学生和医生的沟通技能。

北京协和医学院在医学生开始临床见实习之前开设了基于临床场景的沟通培训课，运用SP模拟临床常见的沟通情景，如告知坏消息、签署知情同意书、患者教育、如何面对愤怒的患者和家属、医疗差错的沟通等。课程采用小组教学讨论形式，由SP扮演患者或家属，随机抽取学生扮演正在临床轮转的医学生，演练完成后由带教老师引导讨论，从不同角度，尤其是病人的角度对学生的表现提出反馈和改进意见，讨论后可再重复演练，达到训练学生沟通技能的教学目的。由SP参与的沟通培训，强调生物 - 心理 - 社会医学模式，充分体现了以患者为中心的沟通理念，对于提高学生的职业素养起到了良好的效果。类似的教学模式还可应用于护理、药师、住院医师等其他临床实践教学中。

（3）与其他教学方法联合应用：除了SP之外，还有很多新的教学方法推动了医学教育的发展，如以问题为导向的教学法（PBL）、以案例为基础的教学法（CBL）、以团队为基础的教学法（team based learning，TBL）、模拟医学教学法（simulation based medical education，SBME）等。现实中并不存在最好的教学方法，由于临床教学的复杂性，教师在教学内容、教学对象和教学场景中要面对数不清的变量，单一的教学方法往往很难保证各种变量的持续有效性，联合应用多种教学方法能更好地帮助教师面对复杂情况。

SP非常适合和各种其他教学方法联合使用。比如将SP与PBL或CBL结合，在教学中学生可以向SP进行病史询问、体格检查、病情告知、健康教育等，通过SP让病例更真实更鲜活，将临床技能与临床思维训练更好结合，提高教学效果。在模拟教学中，应用一些可穿戴设备，可实现不能或不便在SP身上操作的项目，如让SP穿戴佩戴式乳房用于乳腺查体，应用特殊数字化听诊器实现在SP身上呈现心脏杂音、异常呼吸音等异常体征等。这些和SP结合的手段让模拟教学更接近真实临床。

2. SP在临床技能考核评价中的应用　OSCE是一种以客观的方式评估医学生和医师临床能力的考核方法，即在模拟临床场景下，使用模型及SP来测试医学生的临床能力，测试内容包括问诊及查体、临床操作、临床资料解读、临床思维展示等。这种考核方式目前已在世界范围内得到广泛应用。SP作为考试的一个核心要素，主要应用于接诊患者（问诊及查体）、医患沟通、基本操作等站点考核，配合标准化的评价表格，能最大限度控制无关因素的干扰，做到客观公平地评价考生。目前我国已将SP应用于本科生临床技能考核、执业医师技能考试、住院医生规范化培训结业考试、专科医生培训考试等各种级别的考核中，取得了令人满意的效果。

四、应用实例

以北京协和医学院临床前沟通培训的"签署知情同意书"为例，介绍SP教学的设计与实施。

1. 教学设计与实施　教学设计是根据课程标准的要求和教学对象的特点，将教学诸要素有序安排，确定合适的教学方案的设想和计划。一般包括教学目标、教学方法、教学步骤与时间分配等环节。具体见表3-9和表3-10。

表3-9　沟通培训——签署知情同意书教学内容

教学项目	描述
时间	60分钟
地点	适合小组讨论的小型教室
教师	每小组一名教师，一名SP
教学对象	北京协和医学院临床八年制5年级学生，每小组10名学生
教学目标	学习内科操作知情同意书的签署步骤，课后学生应该达到以下水准： 知识：掌握签署知情同意书的步骤和沟通要点；掌握骨髓穿刺的适应证、常见并发症及基本步骤 技能：能够遵循医患沟通原则与SP沟通签署知情同意书 态度：理解以患者为中心的医患沟通方法
教学方法	SP，小组讨论，学生自学
学习效果评估方法	教师、同行与SP反馈
课程评估方法	学生满意度调查

表3-10　沟通培训——签署知情同意书教学进程

项目	时间	方式	描述
预习	1小时	课前发放预习材料	提前提供预习材料供学生自学（骨髓穿刺操作步骤与注意事项）
引言	5分钟	教师讲解	教师向学生阐述教学目的，介绍课程安排进程；简单介绍临床有创操作签署知情同意书的目的和步骤
预习资料讨论	5分钟	互动式讨论	询问学生相关个人经历与想法，建立互动讨论氛围；引导学生思考患者面对有创操作时的关注点；提问及讨论预习情况
实践	30分钟	SP	随机选取2名学生与SP进行实践演练；过程中教师尽量不要打断演练过程，其他学生仔细观察。如学生遇到困难，教师可以叫停，向其他学生咨询意见 每次演练结束后SP给予反馈，学生简要讨论练习体会
讨论	15分钟	互动式讨论	教师根据沟通演练情况引导学生展开讨论
总结	5分钟	互动式讨论	教师和学生进行互动式总结，概括以患者为中心的医患沟通要点和技巧

2. SP案例设计　SP的案例设计是课程的关键，要根据教学目标和重点难点设计案例细节，撰写表演脚本，确定教学要点。案例设计一般分为两部分，第一部分为SP的案例脚本，第二部分为教师的教学要点。

（1）SP案例脚本

场景：感染内科病房。

SP角色描述：年轻女性，研究生，金融专业。因为"不明原因发热1个月"住院，入院刚两天。在外院做过一些检查诊断仍不清楚，没有做过骨髓穿刺等有创检查。对有创检查存在非常多的担心和顾虑。

表演要点：①不清楚检查目的。"我是来查发热的，为什么要做骨穿？"②患者害怕痛，很关心疼痛的问题。"打不打麻药？会不会特别疼？"③关心谁来做操作。当得知是实习医生做后更加紧张。患者不太愿意让实习医生做，怀疑实习医生是否有经验；特别在意实习医生以前有没有做过。希望更高级别的医生操作。"你是实习大夫吧？你以前做过吗？能不能让你的老师来做啊？"④对知情同意书中有一条"不可预料的情况"很焦虑。"什么叫不可预料？""不可预料是不是就没有办法了？""我签了字如果出了问题医院是不是就不负责任了？"⑤根据学生的沟通表现决定是否签字同意。

（2）教师教学要点

主要包括以下3点。①如何获得患者对医生的信任度：对专业知识的充分掌握是沟通的前提，主动向患者解释操作的意义、具体步骤、可能的风险和应对措施，通过通俗易懂的语言表达和得体的言谈举止获得患者的信任；②理解医患对某些问题的不同理解：对于实习医生操作、知情同意书的意义等问题患者会有不同理解，要站在患者的角度看问题，努力解除患者的顾虑；实习医生的操作是有上级医生督导的，是整个医疗团队为患者服务，强调上级医生的作用；知情同意书的作用主要是为了保障患者的知情权，督促医方的告知义务，并不存在免责的作用；③以患者为中心的沟通技巧：用开放性的问题询问患者并鼓励患者主动说出顾虑和看法。充分运用共情，感同身受地理解、尊重患者，确认患者是否真正理解所告知的信息，引导患者积极参与医疗决策过程。

3. 教师的角色定位　在此类基于SP的小组教学医患沟通培训课程中，教师和学生的角色都应该是参与者，地位应保持平等。教师要创造支持性的教学氛围，尽量不突出个人的权威角色，充分利用SP的表演和反馈能力，鼓励、引导、点拨学生学习，让学生主动探索，自己发现问题并进行自由讨论，这样才能保证教学对学生的有效影响。

（黄晓明）

第九节　如何设计教案

教案是教师完成教学的计划，设计良好的教案可以帮助老师有计划地完成教学，最大限度地避免盲目性，提高教学效率，同时教学后可以根据教学情况和学生的反馈对教案进行不断优化，这样才能有助于教学活动的持续改进。

一、教案的作用和意义

写好教案是保证教学取得成功、提高教学质量的基本条件。教学过程是由教师的教和学生的学所组成的双边活动过程。教学取得成功，提高教学质量包括两个方面：一方面，要求教学大纲规定的、学生必须掌握的基础知识和技能、技巧，学生要深刻透彻地理解，并能牢固地记忆和熟练地掌握；另一方面，要求学生在掌握规定的基础知识、技能、技巧的基础上，发挥学习的积极性和创造性，把所掌握的基础知识类推到有关问题中，去理解、分析、解决新的问题。要实现这样的目的，就要在授课前充分了解学生的认知规律和身心发展规律，根据教学过程的具体特点，设计出合乎客观规律性的教学方案，遵循教学规律有的放矢地进行教学。如果不认真书写教案，教学过程中必然目标模糊、心中无数、要求不当、随心所欲而不可能取得好的教学效果。

二、教案设计六步法

（一）明确学生的层级和背景

教案设计应该从对于学生的分析开始，这一步主要需要了解即将接受培训的学生层级和背景。作为临床教学，教师会面对不同层级的学生，如医学生、住培学员、专培学员等，即使同一类学生也会因为年级不同而在知识和技能储备方面有所不同，对于学员层级的了解可以更好地帮助老师围绕学生的水平进行有针对性的设计，从而达到分层进阶培训的目标。

对于教学对象背景的了解主要指对他们既往接受的培训情况，学生们在上课前具备的知识和能力水平，以及他们在既往培训中的参与情况等的理解。如果培训人员人数不多，应该尽可能了解每位学员的情况，并针对学员个人情况作出有针对性的准备。

（二）确定教学主题

作为教师应该熟悉学生们接受课程或培训的总体目标，可能是某个专业课程里的一个章节，如内科学中的一门课，也可能是整个培训体系中的一个阶段，例如规培中的一次教学活动。对于课程总体目标的了解可以帮助教师更好的理解此次教学活动在总体培训中的位置和需要解决的关键问题。

同时确定教学主题还应该符合教学大纲或培训细则要求，这样主要是为了保证我们的教学主题适应学生的学习需求，避免过难或太容易。

（三）撰写教学目标

教学目标是教学的核心，也是教案编写中最重要的部分，教学目标要定得具体、明确、便于执行和检查。教学过程是一个完整的系统，制定教学目标要根据教学大纲的要求、教材内容、学生水平、教学手段等实际情况为出发点，考虑其可能性。

1. 教学目标的SMART原则　对于教学目标的撰写应遵循SMART原则，即目标要非常明确并且有针对性（Specific）；目标要具有可测量性，便于评价（Measurable）；目标要与学员的能力水平相符（Appropriate）；目标要有实际意义（Realistic）；目标要能够在限定的时间内完成（Timebound），具体举例见表3-11所示。

表3-11　遵循SMART原则修改前、后的教学目标

修改前的教学目标	修改后的教学目标
例：掌握社区获得性肺炎的规范诊疗 解读：该教学目标是传统的教学目标，动词一般采用掌握、熟悉或了解，宾语为教学的主要内容。这样的教学目标虽然简单明了，但不符合SMART原则，对于规范教学存在不确定性	例：在住院医师参加完本次教学活动后，学生可以达到 1.　正确诊断社区获得性肺炎 2.　列举常用的社区获得性肺炎严重程度判断标准 3.　比较不同病原体所致社区获得性肺炎在临床特点上的区别 4.　根据患者具体情况为社区获得性肺炎患者制订合理的治疗方案 5.　在和患者接触过程中展示出人文关怀和共情的能力 解读：修改后的教学目标更加具体，对于规范诊疗进行了具体描述；也便于测量，可以借助具体案例让学生进行讨论完成每一步的内容，教师作为观察者可以在讨论中对于学生掌握情况作出合理评价；与学员能力相符，针对住院医师应该是合理运用规范指南制订诊疗决策，因此以上教学目标关注的是理论和知识的合理运用；目标的实际意义表现在这些目标就是住院医师在临床工作中要实际掌握的能力，下一个患者接诊过程中就要通过分析来确立诊断和制订治疗方案；能够在限定时间内完成，根据教学实际的时间，合理选择适当数量的教学目标，如果时间充足可以针对上述5个问题分别讨论教学，如果时间短，可以围绕某1个或2个问题展开讨论，这方面由教师根据具体教学时间决定

2. 教学目标的KSA原则　教学目标撰写中要充分考虑描述的能力处于米勒（Miller）金字塔的那个层级（图3-7），这对于围绕教学目标设定适宜的教学方法非常重要，从临床医学的需求出发，一般教学目标包含知识（Knowledge）、技能（Skills）和态度（Attitude）三个层面。例如知识层面的目标可能采用理论授课会比较适宜，技能层面的目标可能更加注重实践，态度层面的目标需要通过情境模拟或床旁教学完成可能效果更佳。

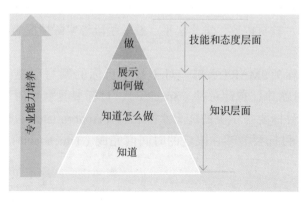

图3-7　米勒金字塔模型（专业能力的不同层面）

例如表3-9中的社区获得性肺炎相关的教学目标中，"列举常用的社区获得性肺炎严重程度判断标准"就属于知道层级，即知识层面；"比较不同病原体所致社区获得性肺炎在临床特点上的区别"属于知道怎么做层级，也是知识层面；"根据患者具体情况为社区获得性肺炎患者制订合理的治疗方案"则属于做的层级，即是技能层面；"在和患者接触过程中展示出人文关怀和共情的能力"属于做的层级，也是态度层面。

（四）教学内容和教学策略选择

确定教学目标后，要围绕教学目标设计教学内容和教学策略。教学内容的设计中要体现重点和难点。所谓重点，是指关键性的知识，学生理解了它，其他问题就可迎刃而解。所谓难点是相对的，指学生常容易误解和不容易理解的部分。不同水平的学生有不同的难点。对于重点和难点要仔细梳理和设计相应的教学方法，帮助学生更好的掌握这些内容。

教学过程就是教学方法综合运用的过程。事实上，没有一堂课自始至终是用一种方法教学的，优秀教师的先进经验表明，教学效果显著，是由于他们以综合的、辩证的观点对待各种教学方法的选择和利用，而不是教条主义、生搬硬套。关于具体教学方法在本书的第三章第五节有详细的描述，在此不再赘述。在选择教学方法上，还必须充分重视考虑如何集中学生的注意力、启发学生的积极思维。

如果课程中涉及书写板书，应该对板书进行事先准备。板书是课堂教学的重要组成部分，因此，在编写教案时应给予足够的重视。板书的设计可以从分析教材的知识结构入手，也可以从分析学生的认知规律入手。

（五）场地、教具、流程及时间安排

这部分主要是针对教学活动发生的场所不同需要有不同的考虑，例如是在教室中完成还是在模拟中心完成，是在患者床旁还是在示教室，场地不同老师的准备也不同。无论场地在哪里，都要认真准备教学中所需要的教具并确保功能完好。例如是否需要投影仪、音响设备是否良好、是否需要白板等。如果是模拟教学，还需要准备相关的模拟设备或SP。

流程是完成教学的过程，例如教学查房需要依次完成开场介绍、病人床边诊查患者、示教室或医生办公室讨论等环节。流程需要符合相关教学活动的规范和要求，还要有大致的时间安排，以确保教学活动能在有限的时间内完成。

（六）教学评价的方案

围绕教学目标需要老师设计可行的评价方案。评价的目的是确保学生通过学习掌握了所学内容，同时通过评价可以了解哪些学生存在问题，也可以帮助老师发现教学中的薄弱环节。因此评价是教案中必不可少的部分。

评价工具依据教学目标不同也可有不同的选择。知识为主的教学目标可以考虑采用选择题或问答题的方式来评价学生掌握情况；技能操作和态度方面的教学目标可以考虑通过模拟的方法来进行评价，也可以在临床实地开展评价。

三、教案设计中需要注意的几个问题

（一）对于教案的总体要求

整个教案编写应内容全面、环节完整、具体明确、层次清楚，各部分的过渡衔接应自然顺畅，以确保教案在教学中的指导作用。若书写杂乱，不分层次，教学准备欠充分，则教师在课堂上无法及时、准确地按教案的内容安排进行教学，这将直接影响教学质量的提高。

（二）编写教案要处理好教与学的关系

教学过程是在教师指导下，学生将所学内容纳入自己的认知结构的过程。因而编写教案并不是知识的罗列，而是设计好教法与学法、处理好教与学的关系。其一，教师要创造良好的学习情境，使师生共同置身于情境之中，从探索中提出问题、总结规律、解决问题。其二，教师要研究如何设计启发和点拨学生的思维程序及要点。把启发的要点落在诱导推理、分析比较上。

（三）注重教书育人相结合

教案不能仅重视传授教学大纲规定的基础知识和技能、技巧，对于临床能力综合培养要有考虑。在教案编写过程中，要有计划地寓思想教育、能力培养于知识传授之中。

（四）对于教案质量的评价原则

教学是一种创造性劳动。写一份优秀教案是设计者教育思想、智慧、动机、经验、个性和教学艺术性的综合体现。教案质量评价应该注重以下原则。

1. 科学性　所谓符合科学性，就是教师要认真贯彻教学精神，按教学内在规律，结合学生实际来确定教学目标、重点、难点。设计教学过程，避免出现知识性错误。那种远离教学标准，脱离教材，随心所欲另搞一套的写教案的做法是绝对不允许的。

2. 创新性　教材内容是相对固定的，不能随意更改。但教法是活的，课怎么上全凭教师的智慧和才干。尽管备课时要去学习大量的参考材料，充分利用教学资源，听取名家的指点，吸取同行经验，但课总还要亲自去上，这就决定了教案要自己来写。

教师备课也应该经历一个相似的过程。从课本内容变成胸中有案，再落到

纸上，形成书面教案，继而到实际讲授，关键在于教师要能"学百家，树一宗"。不要照搬照抄，要汲取精华，去其糟粕，对别人的经验要经过一番思考、消化、吸收，结合个人教学体会，巧妙构思，精心安排，从而写出自己的教案。

3. 差异性　由于每位教师的知识、经验、特长、个性是千差万别的。而教学工作又是一项创造性的工作。因此写教案也就不能千篇一律，要发挥每一个老师的聪明才智和创造力，所以老师的教案要结合自身特点，因材施教。

4. 艺术性　所谓教案的艺术性就是构思巧妙，能让学生在课堂上不仅能学到知识，而且得到艺术的欣赏和快乐的体验。课堂开头、经过、结尾，要层层递进，扣人心弦，达到立体教学效果。教师的说、谈、问、讲等课堂语言要字斟句酌，该说的一个字不少说，不该说的一个字也不能说，要做到恰当的安排。

5. 可操作性　教师在写教案时，一定从实际出发，要充分考虑实际需要，考虑教案的可行性和可操作性. 该简就简，该繁就繁，简繁得当。

6. 变化性　由于我们教学面对的是一个个活生生的有思维能力的学生，又由于每个人的思维能力不同，对问题的理解程度不同，常常会提出不同的问题和看法，教师又不可能事先都估计到。在这种情况下，教学进程常常有可能离开教案所预想的情况，因此教师不能死抠教案，把学生的思维积极性压下去。要根据学生的实际改变原先的教学计划和方法，满腔热忱地启发学生的思维，针对疑点积极引导。

为达到此目的，教师在备课时，应充分估计学生在学习时可能提出的问题，确定好重点、难点、疑点和关键点。学生能在什么地方出现问题，大都会出现什么问题，怎样引导，要考虑几种教学方案。如果课堂中出现打乱教案的现象，也不要紧张，要因势利导，耐心细致地培养学生的进取精神。

四、教案示例（以急诊教学查房为例）

教学查房病例：急性胰腺炎合并糖尿病酮症酸中毒（DKA）一例。

（一）教学人群

急诊综合病房轮转医师（包括皮肤科博士后、ICU研究生、急诊研究生、全科规培医师）。

（二）患者情况总结

1. 患者青年男性，急性病程。

2. 表现为进食油腻食物后上腹部不适、呕吐黑色物质伴黑便1周，意识障碍5天。

3. 查体　T 37.1℃，P 90次/分，R 18次/分，BP 119/70mmHg，SpO$_2$ 100%。

嗜睡状态，腹软，中上腹轻压痛，无反跳痛，肠鸣音3次/分，双下肢无水肿。

4. 辅助检查 化验提示血糖43.96mmol/L，血气 7.35/26/95/14.9，阴离子间隙 19mmol/ L；尿酮体（KET）≥7.8mmol/L；TG 12.56mmol/L；AMY 123→51→55U/L，LIP 459→355→664→818 U/L；血红蛋白进行性下降（105→90→72g/L），血氨223μmol/L→24μmol/L，便隐血（＋）；血培养：革兰阴性杆菌。腹部CT：十二指肠肠壁及结肠肝曲肠壁弥漫性增厚伴周围炎性渗出改变；胰头饱满，胰头十二指肠周围渗出性改变，右肾前筋膜增厚、毛糙。

5. 既往史 高脂血症、脂肪肝6年。

（三）教学目标

1. 课前预习目标

（1）糖尿病酮症酸中毒的发病机制（住院医师1）。

（2）糖尿病酮症酸中毒诊断和治疗（住院医师2）。

（3）急性腹痛的鉴别诊断思路（住院医师3）。

（4）急性胰腺炎的诊断和治疗（住院医师4）。

2. 教学查房目标

（1）正确运用急诊病情评估工具（ABCDE；导致心脏骤停的可逆病因；SAMPLE原则获得病史并作病因推断）对患者作出病情评估并发现危及生命的情况（糖尿病酮症酸中毒常见的致死病因有哪些？）。

（2）运用急性腹痛诊断和鉴别诊断思路来分析患者上腹部不适的诊断（除外急性冠脉综合征、主动脉夹层、肠系膜缺血、阑尾炎早期表现、胆石症、胰腺炎、代谢相关疾病如DKA）。

（3）正确诊断DKA患者（诊断方面注重病史＋查体＋实验室检查）并鉴别HHS。

（4）规范治疗DKA患者（补液、纠酸、降糖、消酮、关注血钾）。

（5）DKA诱因的识别和处理（胰岛素应用不当；1型糖尿病首发；急性疾病；药物影响血糖）。

3. 课后教学目标 糖尿病的诊断标准？ 1型糖尿病&2型糖尿病？糖尿病患者血糖控制策略？

（四）教学计划

1. 病史部分

请主管住院医师完成病例汇报，需要结合前面总结的DKA诊断标准进行总结，同时注意鉴别诊断的症状和体征（关注DKA的诊断，糖尿病的表现：此患者近20多天出现烦渴，多尿和体重下降不明显；病初出现了消化道出血、上腹部不适的症状；当地检查提示血糖明显升高合并阴离子间隙增高性酸中毒，尿酮体阳性），围绕糖尿病需要关注相关的症状（既往体检结果；平素高血糖症状；家族史；代谢综合征情况，关注高脂血症、高尿酸血症等），DKA的诱因等。

2. 体格检查 结合主要症状的重点查体部分［生命体征；BMI；腰围；皮肤黏膜（贫血貌）］；神志情况及瞳孔变化；脑膜刺激征；心肺查体注意合并症，腹部查体重点关注听诊、视诊、触诊和叩诊，特别是腹水情况，胰腺炎方面Grey-Turner征或Cullen征，具有鉴别意义的麦氏点压痛、Murphy征。

3. 回顾实验室检查 心电图，注意相应检查结果，如血常规、肝肾功能、凝血功能、血气分析、胰功能、尿常规等结果，影像学检查突出B超和腹盆CT检查。

4. 讨论 结合此例患者诊疗讨论临床遇到的问题和困惑。

（1）当地在最初患者的治疗过程中需要吸取的教训：关注血钾、酸中毒、血钠的变化等；为什么短时间内会出现休克？低血容量？分布性？

（2）上腹部不适伴有恶心、呕吐的鉴别诊断思路？关注思考过程？

（3）治疗过程中患者尿酮体出现反复波动，如何分析和处理？

5. 总结

（1）DKA是临床常见危重症，有些患者以腹痛就诊，不要漏诊腹痛的鉴别诊断思路。

（2）早期病情评估注重ABCDE并兼顾导致心脏骤停的可逆病因，DKA的常见致死病因是哪些，治疗过程中需要严密监测。

（3）规范治疗DKA患者是防止心脏骤停的关键措施（补液、纠酸、降糖、消酮、关注血钾）。

（4）注意DKA的诱因，做好相应的诱因诊断与治疗。

（五）教学实施过程

1. 课前测试 住院医师汇报课前预习内容，每组发言3分钟，发言后集中点评5分钟，共20分钟。

2. 开始教学查房

（1）请主管医师汇报患者病例特点；对照前面总结的内容，询问大家有没有需要进一步澄清的问题，5分钟。

（2）到患者身边进行重点查体；注意查体手法（纠正查体手法和重点查体思路），5分钟。

（3）回顾患者实验室检查和影像学检查，5分钟。

（4）讨论开始，讨论临床诊疗中的疑问；当地在最初患者的治疗过程中需要吸取的教训：关注血钾、pH值、血钠的变化等？为什么短时间内会出现休克？低血容量？分布性？上腹部不适伴有恶心呕吐的鉴别诊断思路？关注思考过程？治疗过程中患者尿酮体出现反复波动，如何分析和处理？此例患者急性胰腺炎诊断和治疗策略选择？40分钟。

（5）总结部分：梳理患者的诊断思路；DKA常见危及生命情况的识别和治疗等，10分钟。

（6）布置课后作业。

3. 教学策略和方法

（1）翻转课堂（学生自我准备预习，课上小组汇报，老师点评）。

（2）小组互动式教学方法；通过问题引导学生进行思考。

（3）利用小组内高年资医生来引导小组学习，发挥组长的作用。

（六）评价工具

注意观察每组围绕教学目标采用问题展开讨论，注意关注学生对于关键点的识别和思考过程，发现优点和不足，进行有针对性的反馈。

1. 病史询问中的注重关键点

（1）关注DKA的诊断

1）糖尿病的表现：此患者近20多天出现烦渴，多尿和体重下降不明显。

2）当地检查提示血糖明显升高合并阴离子间隙增高性酸中毒，尿酮体阳性。

3）围绕糖尿病需要关注相关的症状（既往体检结果；平素高血糖症状；家族史；代谢综合征情况，关注高脂血症、高尿酸血症等）。

4）DKA的诱因等。

（2）围绕上腹部不适重点询问：腹痛的PQRST。

（3）围绕呕咖啡色物。

1）出血的情况。

2）循环情况。

（4）围绕休克：休克的特点和鉴别诊断。

2. 体格检查注重关键项目　结合主要症状的重点查体部分［生命体征；BMI；腰围；皮肤黏膜（贫血貌）］；神志情况及瞳孔变化；脑膜刺激征；心肺查体注意合并症，腹部查体重点关注听诊、视诊、触诊和叩诊，特别是腹水情况，胰腺炎方面Grey-Turner征或Cullen征，具有鉴别意义的麦氏点压痛、Murphy征。

3. 实验室检查注重点　心电图，注意相应检查结果，如血常规、肝肾功能、凝血功能、血气分析、胰功能、尿常规等结果，影像学检查突出B超和腹盆CT

检查。

4. 患者在当地的病情评估

A——呕吐误吸风险。

B——深大呼吸。

C——休克。

D——神志障碍。

E——烂苹果气味。

5. DKA常见致死原因　低血容量；低钾血症；高钾血症；酸中毒；低氧；没有及时发现诱因（可致死的急性疾病）。

6. 腹痛的病因鉴别时需要体现降阶梯思维，注意在本例患者中的应用。

（1）全身性疾病所致：急性冠脉综合征、肺栓塞、心力衰竭所致胃肠道淤血、DKA、休克所致缺血、酸碱平衡失调或电解质紊乱所致危及情况等；强调心电图动态演变。

（2）主动脉夹层：强调高危因素和临床表现。

（3）肠系膜血管所致缺血：症状与体征不符。

（4）外科急腹症：阑尾炎早期，急性胰腺炎，十二指肠穿孔。

（5）育龄期妇女的妇产科急腹症。

（6）腹部定位定性和病因诊断。

（七）此例患者急性胰腺炎方面的诊治原则

考虑高脂血症性胰腺炎可能，重症胰腺炎可能？

禁食水、抑酸、补液、抑制胰酶、早期胃肠内营养、抗感染治疗、预防并发症。

（刘继海）

参 考 文 献

[1] Peters M，Cate O T. Bedside teaching in medical education：a literature review［J］. Perspect Med Educ，2014，3（2）：76-88.

[2] Garout M，Nuqali A，Alhazmi A，et al. Bedside teaching：an underutilized tool in medical education［J］. Int J Med Educ，2016，7：261-262.

[3] Ramani S. Twelve tips to improve bedside teaching［J］. Med Teach，2003，25（2）：112-115.

[4] Ngo T L，Blankenburg R，Yu C E. Teaching at the bedside：strategies for optimizing education on patient and family centered rounds［J］. Pediatr Clin North Am，2019，66（4）：881-

889.

［5］Gatewood E，Gagne J C D. The one-minute preceptor model：A systemic review［J］. J Am Assoc Nurse Pract，2019，31（1）：46-57.

［6］Nixon J，Wolpaw T，Schwartz A，et al. SNAPPS-Plus：an educational prescription for students to facilitate formulating and answering clinical questions［J］. Acad Med，2014，89（8）：1174-1179.

［7］黄晓明，沙悦，黄程锦，等. 建立以医学生为主体的普通内科教学门诊探讨［J］. 中华全科医师杂志，2010，9（1）：37-39.

［8］阿尔吉雷. 门诊教学［M］. 2版. 曾学军，黄晓明，译. 北京：中国协和医科大学出版社，2015.

［9］黄晓明，李航，曾学军. 什么是教学门诊［J］. 中华内科杂志，2018，57（2）：152-154.

［10］木拉提·热夏提，凯赛尔·阿吉，王玉杰. 手术视频教学在泌尿外科临床实习教学中的应用效果研究［J］. 继续医学教育，2020，34（12）：35-36.

［11］李威，郭卫春，夏可周，等. 增强现实技术在研究生脊柱外科手术学教学中的应用效果［J］. 中华医学教育杂志，2020，40（12）：988-991.

［12］刘书中，姚思远，杨波. 增强现实技术在关节外科手术规划及教学培训中的应用［J］. 基础医学与临床，2020，40（11）：1574-1578.

［13］孙维建，梁丹娜，黄颖鹏，等. PBL在胃肠外科腹腔镜手术教学中的应用［J］. 继续医学教育，2021，35（1）：13-15.

［14］刘冰，鲁大鹏，刘会缔，等. 伙伴互助学习在《手术学基础》教学中的应用［J］. 中国医学教育技术，2020，34（2）：240-243.

［15］张忠涛，赵春燕，苑著，等. 关于外科住院医师模块化手术训练的研究［J］. 中国医学教育技术，2016，30（3）：329-332.

［16］耿磊，邓俊芳，胡晨，等. 外科住院医师规范化培训手术教学和技能培训实践的探讨［J］. 中国毕业后医学教育，2018，2（4）：247-249.

［17］中华人民共和国教育部. 国办发〔2020〕34号：国务院办公厅关于加快医学教育创新发展的指导意见.［EB/OL］（2020-09-24）［2020-09-24］. http://www.moe.gov.cn/jyb_xxgk/moe_1777/moe_1778/202009/t20200923_490164.html.

［18］Wall D，Mcaleer S. Teaching the consultant teachers：identifying the core content［J］. Med Educ，2000，34（2）：131-138.

［19］尚丹丹，曹翠丽，樊平. "以学生为中心"的高等医学教育问题与思考——英国医学教育启示［J］. 中国高等医学教育，2019（6）：17-18.

［20］Walker M P J. Teaching and learning in medical practice.［M］. Rickmansworth：Manticore Europe Limited，1998.

［21］Krautter M，Weyrich P，Schultz J H，et al. Effects of Peyton's four-step approach on objective performance measures in technical skills training：a controlled trial［J］. Teach Learn Med，2011，23（3）：244-250.

［22］George J H，Doto F X. A simple five-step method for teaching clinical skills［J］. Fam

Med，2001，33（8）：577-578.

［23］Virdi M S，Sood M．Effectiveness of a five-step method for teaching clinical skills to students in a dental college in India［J］．J Dent Educ，2011，75（11）：1502-1506.

［24］Nicholls D，Sweet L，Muller A，et al．Teaching psychomotor skills in the twenty-first century：Revisiting and reviewing instructional approaches through the lens of contemporary literature［J］．Med Teach，2016，38（10）：1056-1063.

［25］Burgess A，Diggele C V，Roberts C，et al．Tips for teaching procedural skills［J］．BMC Med Educ，2020，20（Suppl 2）：458.

［26］Kantak S S，Winstein C J．Learning-performance distinction and memory processes for motor skills：a focused review and perspective［J］．Behav Brain Res，2012，228（1）：219-231.

［27］Ericsson K A．Deliberate practice and the acquisition and maintenance of expert performance in medicine and related domains［J］．Acad Med，2004，79（10 Suppl）：S70-S81.

［28］Fortune J C，Cooper J M，Allen D W．The Stanford Summer Micro-Teaching Clinic，1965［J］．J Teach Educ，1967，18（4）：389-393.

［29］Chapman J J．Microteaching：how students learn group patient education skills［J］．Nurse Educ，1978，3（2）：13-16.

［30］Krupat E，Richards J B，Sullivan AM，et al．Assessing the effectiveness of case-based collaborative learning via randomized controlled trial［J］．Acad Med，2016，91（5）：723-729.

［31］Crouch，Catherine H，Mazur E．Peer Instruction：Ten years of experience and results［J］．Am J Phys，2001，69（9）：970-977.

［32］Lage M J，Platt G J，Treglia M．Inverting the classroom：a gateway to creating an inclusive learning environment［J］．J Econ Educ，2000，31：30-43.

［33］Morton D A，Colbert-Getz J M．Measuring the impact of the flipped anatomy classroom：The importance of categorizing an assessment by Bloom's taxonomy［J］．Anat Sci Educ，2017，10（2）：170-175.

［34］Wijnia L，Loyens S M，Derous E．Investigating effects of problem-based versus lecture-based learning environments on student motivation［J］．Contemporary Educational Psychology，2011，36（2）：101-113.

［35］Lee A，Joynt G，Lee A，et al．Using illness scripts to teach clinical reasoning skills to medical students［J］．Fam Med，2010，42（4）：255-261.

［36］龚洁，杨光耀，季湘年．基于医学生临床思维培养的计算机模拟病例系统的现状与应用前景［J］．医学教育研究与实践，2018，26（5）：747-749.

［37］谭飞翔，黄肇明，罗佐杰，等．计算机模拟病例系统在医学生临床思维培养中的应用价值分析［J］．教育教学论坛，2014（53）：87-88.

［38］邹香妮，王东梅，王淑荣，等．标准化病人在内科护理教学中的应用的研究进展［J］．中国医药导报，2019，16（21）：55-58.

［39］Schon D A，Desanctis V. The Reflective Practitioner: How Professionals Think in Action［J］. Proceedings of the IEEE，2005，73（4）: 845-846.

［40］李振宇. 床边教学在西医内科学教学中的应用与体会［J］. 课程教育研究，2018（11）: 231-232.

［41］王亮. 医学床边教学模式改革探索——以南京中医药大学为例［J］. 产业与科技论坛，2015，14（18）: 192-193.

［42］Steinert Y，Mann K，Anderson B，et al. A systematic review of faculty development initiatives designed to enhance teaching effectiveness: a 10-year update: BEME guide no. 40［J］. Med Teach，2016，38（8）: 769-786.

［43］Kraiger K，Ford J K，Salas E. Application of cognitive，skill-based，and affective theories of learning outcomes to new methods of training evaluation［J］. J Appl Psychol. 1993，78（2）: 311-328.

［44］Carraccio C L，Benson B J，Nixon L J，et al. From the educational bench to the clinical bedside: translating the Dreyfus developmental model to the learning of clinical skills［J］. Acad Med，2008，83（8）: 761-767.

［45］Daley B J. Novice to expert: an exploration of how professionals learn［J］. Adult Educ Q. 1999，49（4）: 133-147.

［46］Bjerke M B，Renger R. Being smart about SMART objectives［J］. Eval Program Plam. 2017 Apr. 61: 125-127.

［47］Schumacher D J，Englander R，Carraccio C. Developing the master learner: applying learning theory to the learner，the teacher，and the learning environment［J］. Acad Med，2013，88（11）: 1635-1645.

［48］Cate O T，Snell L，Carraccio C. Medical competence: the interplay between individual ability and the health care environment［J］. Med Teach，2010，32（8）: 669-675.

［49］Sawyer T，Eppich W，Brett-Fleegler M，et al. More Than One Way to Debrief: A Critical Review of Healthcare Simulation Debriefing Methods［J］. Simul Healthc，2016，11（3）: 209-217.

［50］Cory M J，Colman N，McCracken C E，et al. Rapid Cycle Deliberate Practice Versus Reflective Debriefing for Pediatric Septic Shock Training［J］. PediatrCrit Care Med，2019，20（5）: 481-489.

［51］McMullen M，Wilson R，Fleming M，et al. "Debriefing-on-Demand": A Pilot Assessment of Using a "Pause Button" in Medical Simulation［J］. Simul Healthc，2016，11（3）: 157-163.

［52］Zhang H，Goh S H L，Wu X V，et al. Prelicensure nursing students' perspectives on video-assisted debriefing following high fidelity simulation: A qualitative study［J］. Nurse Educ Today，2019，79: 1-7.

［53］Kim S S，De Gagne J C. Instructor-led vs. peer-led debriefing in preoperative care simulation using standardized patients［J］. Nurse Educ Today，2018，71: 34-39.

［54］Grant V J，Robinson T，Catena H，et al．Difficult debriefing situations：A toolbox for simulation educators［J］．Med Teach，2018，40（7）：703-712．

［55］Brown D K，Wong A H，Ahmed R A．Evaluation of simulation debriefing methods with interprofessional learning［J］．J Interprof Care，2018，19：1-3．

［56］Cheng A，Palaganas J，Eppich W，et al．Co-debriefing for simulation-based education：a primer for facilitators［J］．Simul Healthc，2015，10（2）：69-75．

［57］王以朋，管远志．北京协和医院标准化病人培训手册［M］．北京：人民卫生出版社，2013．

［58］潘慧．标准化病人培训系列教材－标准化病人概述［M］．北京：人民卫生出版社，2019．

［59］范洪伟，黄晓明．架起基础与临床的桥梁—北京协和医学院诊断学教学管窥［J］．医学教育管理，2019，5（5）：398-401．

［60］缪建春，王绮绮，黄晓明，等，医学生临床见习前情境教学的实践探讨［J］．中华医学教育探索杂志，2015，14（3）：298-300．

［61］Barrows H S．An overview of the uses of standardized patients for teaching and evaluating clinical skills．AAMC［J］．Acad Med，1993，68（6）：443-451．

［62］Lewis K L，Bohnert A C，Gammon W L，et al．The Association of Standardized Patient Educators（ASPE）Standards of Best Practice（SOBP）［J］．Adv Simul（Lond），2017，2：10．

［63］Cleland J A，Abe K，Rethans J J．The use of simulated patients in medical education：AMEE Guide No 42［J］．Med Teach，2009，31（6）：477-486．

［64］唐健，张金钟．标准化病人在美国住院医师伦理与沟通教育中的应用［J］．中国医学伦理学，2008，21（5）：72-75．

［65］柴晓美．SMART原则在教学目标制定中的应用［J］．现代教育，2017，（1）：36-37．

［66］Miller G E．The Assessment of Clinical Skills/Competence/ Performance［J］．Acad Med，1990，69（9 Suppl）：S63-S67．

第四章

教学评估与反馈

第一节　教学评估方法

教学评估是教学中极其重要的环节，是检验教学质量、进而监控教学活动是否有效进行的重要方法和手段，是教学管理中不可或缺的重要过程。教学评估是教与学两方面质量的客观反映，一方面反映了教师教学的质量和效果，另一方面也反映了学生在教学过程中的领悟和收获，故教学评价有两个核心环节：①教师教学评估，即对教师教学工作（如教学设计、组织、实施等）的评价；②对学生学习效果的评价，即考试和测验。教学评估是否全面、客观、公正，是教学评估能否成功的关键，进而会影响教学质量。因此，在教学评估方法的设计中，要尽可能消除主观因素和误差，才能得到真实可信的教学评估结果，为教学改革提供可靠的参考依据。

根据教学评估在教学活动过程中发挥作用的不同，可将其分为诊断性评估、形成性评估和总结性评估三种类型。根据评估类型的不同，可将其分为理论测验评估、临床思维评估和行为能力评估等。本章主要总结介绍了目前临床教学中常用的针对医学生进行的教学评估方法。

一、理论测验评估

长期以来，针对医学生和住院医师的教学形式是非常多样化的，门诊、病房、手术室甚至急诊等都是重要的教学和评估场所，教学目标、教学内容和方法会因培训地点、授课导师不同而有所不同，但医学知识的储备以及临床能力的评估是最基础且最必要的。良好的医学知识储备以及将其应用于广泛临床环境的能力，是临床诊疗能力的基础。无论国内还是国外的教学评估中，医学知识都是医学生的核心能力，也是医学教育的核心教授内容，而理论测验评估是考核知识储备最重要的方式。

1. **理论测验评估的作用**　在临床的复杂环境中，理论测验评估对于个体学员来讲有多方面的好处，如形成测试成绩、监督学习效果、激励学习热情、制订个性化的补救措施以及评估是否可以接受下一阶段的培训。对于整个学习群体和整个项目来讲，也是有很大好处的，包括确定整体教学的节奏、方法和内容的选择等，并且学生的成绩及分布情况也可以反应教师的教学质量，从而对教学效果提供反馈。用理论测试来增强学习效果是一种源于认知心理学的教育现象，许多医学教育者将其视为激励学生学习、发现优势和劣势以及评价学生是否达到学习目标的工具。近一个世纪以来的大量研究表明，重复测试可以更好地让学习者记住所学知识，并且通过一定程度的鼓励可以让学生加强对知识的领悟和记忆，这一效应通常称为"测试效应"。

2. **理论测验评估的方法**　医学教育研究表明，在数周到数月时间内，重复理论测量与单纯的重复学习相比，可以显著的提高学习效率，特别是采取需要短时间应用所学知识来完成的具有上下文内容的多项选择题（multiple-choice question，MCQ）来进行测试时更为明显。

多年来，教育学者已经开发了数十种不同的方式来用于理论测试，随着计算机测试的出现，测试的项目和模式也不断更新，从传统的笔试到计算机作答，考核评估的组织、操作和阅卷可变得更为简单。一般来说，回答形式分为两类：选择式回答（客观题）和构建式回答（主观题），而前者又可以细分为真/假判断和选择最佳答案。构建式回答的范围很广，可从要求考生只填写一个单词或短语到要求考生写多页的文章。构建式回答在要求考生回答的内容和格式上也有所不同，有些要求有具体的内容（例如根据对患者的描述，写出诊断和处理的意见），有些则非常广泛，没有固定的结构（例如，确定心肌梗死后患者护理的注意事项）。选择式回答最初通常要求学生选择的一个单一的选项，近年来选择式回答也日趋复杂，有些通过在题干中简单描述患者的情况，来考查学生综合运用他们所掌握的医学知识作出临床决策的能力，一问一答的选择模式会比对错判断更适合评估临床决策。构建式回答的评分通常需要阅卷者花费大量时间，而且评分的主观性往往会降低分数的可重复性。从考试强化学习的角度来看，有证据表明，构建式回答的形式可能带来更好的理解力和更持久的学习。然而，最近的研究直接比较了构建式问题与基于案例的MCQ，表明构建式回答和基于案例的MCQ对维持学习的效果相似。

3. **理论测验评估的优势和局限性**　理论测验可以以一种高效和高度可重复的方式评估广泛的知识领域。可用于多种目的，包括帮助决定考生是否达到了课程的目标，并可以向考生提供反馈，表明其现有知识水平是否达到了规定的标准，也可反映其与同行群体相比较的结果。不同理论测试评估的成绩可以汇总来评估教学质量，确定是否成功达到了教学目标，从而促进教学项目的改进。汇总结果也可以被认证机构用于总结性评估，从而对特定教学项目的质量作出判定。这种评估的方式对教师的时间需求相对低，是医学教育中最具成本效益的评估方式之一。

理论测试只能测量知识和相关的认知水平，所获成绩不能全面代表学习者在实际临床环境中应用知识的能力。因此，理论测试不足以确保学习者在实际的问题处理中能作出正确的临床判断并使用相应技能。一般来说，理论测试应辅以在实际患者中应用知识的评估措施，如基于案例的学习评估、迷你临床演练评估（mini-clinical evaluation exercise，Mini-CEX）或其他结构化的观察工具。另外，理论测试也不足以评估重要的临床技能，如体格检查、沟通、人文精神和专业精神等。单纯地依赖标准化的理论测试分数作为衡量临床能力的"标准"，会使医学教育的目标发生偏倚。过度地强调理论测试在教学评估中的作用，可能会对学生或住院医师产生负面影响。

4. 理论测验评估在实际评估中的应用　一般来讲，根据评估目的的不同，理论测验评估可以由不同题型组成。作为随堂测试，理论测验可设置得较为简单，仅包括简单的单项选择或以单项选择为主、结合多项选择以及判断题。若作为阶段性评估或总结性评估，理论测验的试题应较为丰富，一般包括客观题和主观题。客观题一般设有固定选项，可包括：A型题（为最佳选择题，A1型题为单句型最佳选择题；A2型题为病例摘要型最佳选择题；A3/A4型题为病例串型最佳选择题）、B型题（标准配伍题）、多项选择题，有时也可包括判断题。主观题一般包括名词解释、简答题、论述题及病例分析题。

二、直接观察评估

直接观察评估是对真实临床环境中日常实践的评估，指通过直接观察被评估者与患者的互动、记录病史、体格检查及回答提问等，来对被评估者进行形成性或总结性的评估。此外，直接观察还包括观察医生与医生之间的互动，比如医生之间的交班、向上级医师汇报病例，与其他专业医生的互动及与护士或其他工作人员的互动，向其他医生的教学等。

1. 直接观察评估的作用　直接观察评估是日常临床教学中最常用到的评估方法。可以用来评估被评估者在临床中进行沟通交流、临床决策及临床操作的能力。直接观察法操作简单，不受时间及地点的严格限制，是被评估者真实临床思维及行为能力的直接反映。直接观察评估后，及时进行反馈可促进被评估者及时改进发现的问题。

2. 直接观察评估的方法　在直接观察中除了对学习者临床实践的直接感受外，也可以使用一些评估工具或评估标准，来帮助指导教师明确所需观察的项目。另外，评估工具或评估表格也可以记录观察结果，作为对被评估者提供反馈的基础。在直接观察评估中，常用的评估方法包括Mini-CEX、临床操作技能评估（direct observation of procedural skill，DOPS）等（详见本章第二节）。

3. 直接观察评估的局限性及改进办法　直接观察评估的最大障碍之一就是教师在实际临床工作中可能没有充足的时间进行直接观察。解决这个问题的方法就是要强调直接观察并不意味着必须观察整个行为过程（包括完整的问诊、查体和回答患者提问等）。完整观察确实可以完整地了解整体接诊及处置情况，但是，实际工作中仅观察某一阶段的情况也是可以接受的（称为观察快照），多个观察快照也可以提供一位被评估者在不同内容和背景下的临床技能的完整情况。此外，也有教师感觉自己是房间里的"第三者"，担心他们的存在会干扰或破坏被评估者和患者之间的沟通，他们不知道患者对于教师的存在会有什么看法。解决的主要方法是让学生做好充分准备，并且对患者进行充分的知情同意，在观察中可以采用"三角法座位"，既可以充分观察，又不会影响实际临床工作。

4. 直接观察评估在实际中的应用　直接观察评估是北京协和医院在考核医学生及住院医师时最常用到的方法，根据评估需要、评估地点的不同，考核评估的内容也有不同。以北京协和医院皮肤科为例，在评估门诊接诊能力和病房接诊能力中均用到了直接观察法，但考核的内容有一定差异，比如在门诊接诊时由于时间较为有限，诊室空间和条件也有限，主要考察快速完整病史采集、患者沟通交流技巧、重点查体、准确诊断、鉴别诊断及给出下一步方案的能力。而病房接诊时时间往往比较充裕，除考察上述能力外，还要观察被评估者的人文素养、完整查体能力等，还包括对操作能力的观察评估。因此，同为直接观察评估，所使用的考核表内容需根据考核目标、临床场景做相应的调整。

三、基于标准化病人的直接观察评估

标准化病人（SP），又称为模拟病人，是从事非医疗工作的正常人或病人（详见第三章第八节）。基于SP的评估方法可用于总结性评估和形成性评估，其目标是根据既定的标准来确定学习者的熟练程度，以及确定他们是否可以结业或进入下一阶段的培训。SP既可以单独使用，也可以作为多站评估的一部分。

基于SP的评估可以对基本临床技能的考核提供可靠而有效的依据，可考察被

评估者询问病史、体格检查、沟通能力和人际交往的能力。使用SP进行教学和评估临床技能的显著优势之一是可以从患者角度对考核进行标准化。

实践证明，SP对于医学生临床技能、交流技巧和思维能力的提高非常有效。Erby LA等的研究证实，经过良好训练的SP不仅能够准确、真实地扮演病例的角色特征，而且能在总体的沟通风格及情感行为方面均保持较好的稳定性及一致性。但是，SP也存在局限性，如成本高、招募难、容易流失等，成为制约SP普及的重要因素。SP虽然适合用于教学和评估临床能力，可作为实际临床环境的替代，但仍不能完全模拟临床的真实环境，不能取代医生对实际患者的全方位观察。因此，SP对于高年资学生的评估有效性会降低，不如前面提到的具体临床工作中的直接观察法。

四、客观结构化临床考核

客观结构化临床考核（objective structured clinical examination，OSCE）由苏格兰丹地大学哈登（Harden）教授于1975年首创，是一种国际上较为流行的对临床医学生、住院医师进行临床能力考核的手段。OSCE并不是某一种具体的考核方法，实际上，OSCE只是提供一种客观的、有序的、有组织的考核框架。

1. **OSCE的作用** 美国医师考试委员会研究认为医学生应当具备下列临床能力：收集病史、体格检查、运用诊断性辅助检查诊断的能力、作出医疗决策的能力、执行医疗决策的能力、继续治疗护理的能力、正确处理医患关系的能力和职业态度。OSCE正是通过采用多站式考核方式，采用标准化病人、虚拟病人、计算机等手段，公正、客观地评估应试者的临床技能，是一种较全面的评价体系。其考核标准是统一的，对于被评估者临床技能的评价具有广泛连续性，所采用的测试手段与临床实际情景结合得非常密切。

OSCE可以一定程度上避免传统考试的偶然性和变异性，尽量减少主观性，且考核内容范围较为广泛。

2. **OSCE的方法** OSCE主要由考场房间、考题、考官、考生、标准化病人和考务人员组成，参加OSCE的考生要经过多个不同的考站，每个考站时间5～15分钟不等，且所有考生都要通过相同的考站。每个考站测试考生的一种临床能力，每种临床能力可以在一个考站或多个考站进行。每个考站的考核形式均可不同，可有笔试测试、直接观察法问诊、操作考核、SP考核、查体考核、病历书写及人文问答等，各站之间可以有一定相关性，也可以完全没有相关性。每个考站可有1～3位考官，使用预先设计的评分表格给考生打分。

3. **OSCE的优势及局限性** OSCE是一种针对高层次能力的考核，可以考核受试者处理不同类型临床问题的实践能力，可以一定程度上避免传统理论考试的偶然性和变异性，并尽量降低考核的主观性，且考核内容范围广泛，最终成绩由多站点综合决定，同时可以作为教学工具，给予考生反馈。

但OSCE也存在相应的局限性，比如多站式考核对场地和人员需求较高，且多站式考核多用SP进行考核，有时不能完全模拟临床情境。虽然OSCE成绩是多站综合评定的，但每站考核仍存在一定的主观性。且多站式考核在考生流动过程中存在试题泄漏的风险，在实际考核中需要尽量避免。

4. OSCE在实际中的应用

范例：内科住院医师年度考核OSCE站点设计。

第1站：临床资料收集（SP模拟门诊/病房接诊）（2位考官）。

第2站：病例分析（2位考官）。

第3站：体格检查（2位考官）。

第4站：临床技能操作（2位考官）。

第5站：影像读片（如心电图、X线读片等）（2位考官）。

第6站：人文问答（2位考官）。

6个站点，每个站点10分钟，每个时间段可同时考核6位学员，由专门考务人员计时，10分钟考试结束后提醒考生离开当前考试房间，进入下一站点继续考核。

五、结语

关于医学教育评估的研究近年来发展迅速，较前发生了较大变化。既往的评估主要强调针对被评价者个体的评估，近年逐渐过渡到评估教学设计及教学体系。目前教学评估的方法众多，且仍在不断的发展完善之中，不同方法具有各自的优缺点，在实际应用中，可对各种评估方法综合考察，根据教学目标，择优单独或联合应用，从而得到更为准确细致的形成性和总结性评估结果。

（朱晨雨）

第二节　操作技能直接观察评估在临床技能教学中的应用

操作技能直接观察评估（DOPS）是形成性评价中的一种方法，兼具教学功能和评价功能，评估者直接观察被评估者的操作过程，并及时给予评估和反馈。自2003年引入以来，DOPS在世界范围内广泛应用，但对于其信效度的研究并不充分，其应用领域也较为集中。尽管如此，DOPS仍不失为一种有效的医学技能教学评估工具。

一、简介

DOPS最早由英国皇家内科医师学会（Royal College of Physicians，RCP）设计而成，早期被应用于评估住院医师的临床操作技能，后被广泛应用于医学生的技能培训和教学中。DOPS是一种基于工作场所的评估（workplace based assessment，WBA）方法，是对受训者在工作场所表现的评估；这种评估不是在人工环境中进行的，而是作为日常工作的一部分进行，同时也为学生提供了即时反馈的机会。另外，DOPS也属于形成性评估，相对于仅用于对能力水平进行判断的总结性评估，形成性评估不仅是阶段性的评估工具，还是一种教学辅助工具，可以用来调整教学和学习过程。DOPS的结构化的评分量表，由基本信息、评分项目、反馈意见和满意度调查组成，评估的能力通常包括：基本知识、知情同意、术前准备、麻醉、操作技术、无菌操作、术后管理、沟通技巧等。目前，DOPS在手术科室教学中应用最普遍，在非手术科室应用较少。

二、使用要点

任何评估工具都有其使用范围和适用领域，作为一种工具，DOPS同样需要使用者全面、深刻了解其特点，才能更加充分、合理地使用。范德伍德（van der Vleuten）针对教育评估工具制定了五个标准：效度、信度、可行性、可接受性（对于学生和教师）以及对未来学习和实践的影响。以下将从这五个方面对DOPS作为评估工具的特点进行总结。

（一）效度

效度是一个多方面的概念，它无法被直接测量，但是能够被推断。DOPS的表面效度很高，评分者直接观察被评估者在工作场所对真实患者所执行的操作，量表上所有的项目都与操作技能的表现有关。当前已有一定的证据证明了DOPS的结构效度，但同时发现随着培训等级的上升，DOPS的分数存在上限效应。因此有研究者认为，DOPS的程序相对简单，因此，适合应用于外科训练初级阶段的评估。此外，关于DOPS的相容效度的报道较少，而另一种基于工作场所的评估工具Mini-CEX（迷你临床演练评估）则已经建立了有力的相容效度证据。

尽管关于DOPS整体的效度研究证据较少，仍有部分应用领域的研究对DOPS的效度进行了验证。有研究表明结肠镜DOPS工具在相容效度和结构效度中都有很强的效度证据。另有研究也从不同角度给出了结肠镜操作DOPS具有较高相容效度的数据分析证据。一项关于腹腔镜的研究中也提到关于DOPS结构效度的证据。

（二）信度

纳赫曼纳伊姆（Naghma Naeem）在描述性综述中总结，与Mini-CEX相比，有效证据证明DOPS的较高信度可以通过相对较少的病例和评估人员实现。另外，在一项针对英国和爱尔兰研究生外科训练中基于操作的评估方法应用范围的综述中，数据表明DOPS具有较高的内部信度（cronbach alpha＝0.856）。但在实际操作中，DOPS的信度受到一些实施方法的影响，梅蒙（Memon），布里格登（Brigden）等提到，案例间的差异以及病例特异性会影响DOPS的信度。一项关于口腔外科的研究中指出不同的评估者对同一操作会给出相差较大的分数，而这一点在其他领域也同样存在，因为不同的评估人员具有不同的严格程度和主观性。另一个需要关注的问题是为达到相当程度的可靠性需要观察的操作数目。对此，一项关于结肠镜中DOPS应用的研究表明，3名评估人员分别进行2次DOPS可以使信度达到可接受的范围内，而另一项关于胃镜培训中DOPS应用的研究表明，3名评估人员分别进行3次DOPS即可使信度达到可接受的范围。但关于这一方面并无针对DOPS整体的相关研究。另外，关于学生每年进行的DOPS评估次数对信度的影响，亦需要进行进一步的研究。

（三）可行性

DOPS的可行性面临以下几个方面的挑战：评估人员的培训问题，评估者和被评估者的时间调配问题，以及相关行政部门资源和成本的调配问题。目前已有一些DOPS带来额外负担、缺乏时间的报告，从而引发了对于DOPS是否能在临床工作的实施中保持其有效性及可靠性的讨论。但更多基于问卷的研究提示DOPS具有较强的可行性，在真实的临床情况下可以进行可靠、正式的评估。

另外，关于DOPS所适用的操作内容，一项研究表明，为常规操作安排DOPS较为容易，而对于不常应用的操作则很难进行DOPS，而急诊操作中DOPS的应用与预期相差较大，这一方面也需要进行进一步的研究。

（四）可接受性

可接受性在研究中可以根据实际完成的评估数量、完成评估的平均时间以及评估者和被评估者对评估工具的满意度来定义。这一方面结果有一定的分歧。持消极态度的一部分人认为评估表过于烦琐，将整个过程分解成太多的组成部分，而同时另一部分人则认为这种结构化的方法是有益的。但在更多研究中，学生和教师对于DOPS的满意度和接受度较高。针对英国和爱尔兰研究生外科训练中基于操作的评估方法范围的综述中提到，学生和教师对于DOPS的强制引入一开始持消极态度，但随着时间的推进，学生和教师的看法都逐渐发生了积极的变化。

（五）对未来学习和实践的影响

DOPS评价方法不仅是临床评价的有用工具，也是学生临床学习的有效工具。DOPS评估中学员在每次评估结束时都会收到建设性的反馈，这使其兼具总结性的评估作用以及形成性的教育作用。已有较多研究表明使用DOPS的干预组在使用前后表现出具有统计学意义的技能提升。然而，实际应用中的偏差，可能会影响DOPS的教育意义，因此，需要将评估作为一个持续改进和学习的过程概念。

三、应用现状

DOPS近年来在全世界范围内的临床教学实践中得到了广泛应用，普外科培训，包括结肠镜和胃镜在内的内窥镜培训、麻醉科住院医师及研究生培训、护理专业培训、通识性医学教育等各种领域中都出现了DOPS的应用，但还有很多操作领域较少应用DOPS。同时，DOPS被引入一些培训计划及指南当中，如2007年，作为一种基于工作场所的评估（WBAs）被引入到英国和爱尔兰的研究生外科培训中，形成性结肠镜直接观察程序技能评估（DOPS）于2016年更新后整合到英国结肠镜培训指南中。结肠镜DOPS被整合入指南后，已经发布了超过1000个来自250多个中心的胃肠病学、普外科和非医学培训生的纵向数据，以及完善的能力阈值，可见相关政策对于DOPS应用具有一定的促进作用。

此外，DOPS作为一种评估方法，常作为教学手段的量化方法参与到其他教学方法的相关研究中，如基于结果的学生评价（outcome-based student assessment，OBSA）对于医学实验课教学的影响、腹腔镜技术培训对外科住院医师的影响、同伴辅助学习教授基本的外科技能中、结合模拟训练的非技术技能课程对内窥镜结肠镜检查表现的影响、COVID-19大流行管理中基于模拟的非麻醉科住院医师呼吸管理教学的有效性评价等。

除此之外，DOPS也正在不断完善，如前文提到的重复DOPS（repeated-DOPS，R-DOPS）、联合咨询小组DOPS（joint adversary group DOPS，JAG DOPS）都是对DOPS的创新应用。也有许多将DOPS与其他评估方式或教学方式联合的应用，如DOPS与Mini-CEX联合应用，基于视频的操作技能直接观察法等，这些都是对DOPS的延伸应用。

四、结语

综上所述，DOPS在临床技能教学中应用效果较好，其信效度方面虽已有一些证据，但还需要进一步评价；时间、资源的限制一定程度上限制了DOPS的可行性，需要进一步探索解决方法。另外，虽然当前DOPS的应用较为广泛，但大多数研究和应用仍然集中于被纳入培训要求或相关指南的操作，其他操作领域可以考虑引进DOPS，同时也需要相关部门政策上的引导。真实临床能力的评价应该包括对知识应用的评估，以及技能和态度的应用评价，这些共同构成了临床能力的判定。因此，单一的任何一种评估方式都不能单独用于评估医生所需要的各项复杂能力，而需要多种评估方法综合应用。

五、北京协和医院DOPS应用探索实例

北京协和医院作为中国住院医师培训精英教学医院联盟的牵头单位，长期承担着各类本科生、规培生、研究生等的临床教学任务。临床技能教学相关的科室，也已逐步探索出以DOPS、Mini-CEX等为基础的临床技能反馈评估体系。协和体系的特色在于，强调"三基三严"基础上，既有对整体操作流程进行评价的传统意义上的DOPS，又有进一步结合临床工作实际，逐步完善、细化各个操作环节细节的新版DOPS。新版DOPS虽然增加了评估过程中的复杂性，但对于向高阶学员在操作技术评价和反馈方面更加精准。

北京协和医院妇产科DOPS表格（表4-1），其特点在对于评估操作的内容描述上较为详细，分为1～6分，4个级别。而不足之处在于分数之间差异的评估标准有待进一步明确。

表4-1　北京协和医院妇产科评估分段诊刮DOPS表格

导师：住院总医师□　　　主治医师□　　　副主任医师□　　　主任医师□
学员：第一年规培□　　第二年规培□　　　第三年规培□　　　二阶段培训□
考核时间：＿＿＿＿＿年＿＿＿＿＿月＿＿＿＿＿日
考核地点：　　　　病房□　　　　　　手术室□
学员练习该操作的次数：5次以内□　　10次以内□　　10～20次□　　　20次以上□

评估项目	有待加强	接近合格	合格	优良		未涉及或无法评估
	1	2	3	4	5	6

知情同意

患者的准备
确认排空膀胱，指导体位

物品的准备
臀垫、灯光、操作包、消毒剂、手套、病理小瓶

续　表

评估项目	有待加强		接近合格	合格	优良		未涉及或无法评估
	1	2	3	4	5	6	

尊重及隐私的保护
拉隔离帘、关门、请出无关人员

人文关怀和沟通
窥器的润滑，操作前和操作中的适当语言安慰、指导配合、疼痛时转移注意力

无菌原则
戴帽子口罩；器具避免污染，操作时戴手套的时机，用完物品的正确丢弃；消毒顺序、范围，铺巾方法

操作技术（1）
操作前双合诊检查子宫位置及方向；放置窥器暴露宫颈的方法；再次消毒、擦拭阴道宫颈

操作技术（2）
钳夹宫颈，先刮颈管；探宫腔深度；如宫颈过紧，逐号扩张宫颈；刮匙进入宫腔，刮宫腔四壁、宫底及宫角，内膜收集至准备好的无菌纱布上；必要时吸宫，注意吸宫负压、吸管进出宫颈时不带负压；检查出血，擦拭阴道外阴

处理标本：分别标记、固定、送检

整体评估

操作时间：_____分钟
导师对本次评估满意程度：满意□　比较满意□　一般□　不太满意□　非常不满意□
学员对本次评估满意程度：满意□　比较满意□　一般□　不太满意□　非常不满意□
导师评语：_____

导师签名：_____
学员签名：_____

（梁乃新）

第三节　迷你临床演练评估在临床技能教学中的应用

迷你临床演练评估（Mini-CEX）是常用的一种简单有效的评估工具，是1995年美国内科医学会研究并提出的一套用于评估受试者临床技能的评测工具。与传统评估方法相比，Mini-CEX考评不受场地和时间的限制，可广泛应用于门诊、

急诊、病房等多种环境，可随时进行，用时短。Mini-CEX是根据受试者所必备的7项核心能力设定的考评方法，在每一项评测标准中都加入了医学人文的内容，能够全面反映受试者的职业素养。此外，Mini-CEX增加了"实时反馈"这个环节，让学生能当场知道自己的不足之处和改进方法，令学生印象深刻，教学效果好。除了对学生的影响外，Mini-CEX还能帮助评估教师并提高临床和教学技能。当然，这种评估方法也存在局限性，主要是由于教师对评估标准把握不一致等原因而影响考评结果。但有研究表明，通过增加评测次数、定期进行临床教师培训、细化评分标准等措施，可以减少教师之间的差异，使评测更为准确。

一、常规应用

2001年，美国内科医学委员会（American Board of Internal Medicine，ABIM）结合美国21所医院试用Mini-CEX评估和培训住院医师的结果对Mini-CEX进行修订，最终评估内容包括病史采集、体格检查、人文素质/专业素养、临床判断、医患沟通和组织效能。在进行Mini-CEX评估时，带教老师需在真实医疗培训环境（如诊所、医院等）中观察受试者对患者进行病史采集和体格检查、简单临床操作技能的整体评估。大多数Mini-CEX采用9分制（1～3分为"不满意"，4～6分为"满意"，7～9分为"超出预期"）对受试者进行评分，并进行多次反复评估。

二、综合应用

（一）可靠性

部分研究提示Mini-CEX是最有效的一种综合能力形成性评价的方式。在评估结果的真实性、公平性方面，得到了带教教师、学生的双向认可，并由于其简便、易操作、可重复性及半定量性的特征，可作为日常教学评估的常用辅助手段。大多数研究提示从教师维度评估，教学水平和Mini-CEX评分之间存在显著的正相关性；从学生维度评估，随着教学水平的提高，教学时间的延长，Mini-CEX评分均显著增加。然而，部分研究［如德宁（Durning）等于2002年纳入23位医学生进行的小样本研究］发现连续7个Mini-CEX平均分数没有显著差异。整体而言，Mini-CEX作为阶段性评估的可靠性得到了广泛的认可。

（二）可行性

可行性的概念包括教师维度和学生维度，也包括临床空间、时间维度。阿尔维斯·德利马（Alves de lima）等于2007年对阿根廷17名心内科住院医师进行的研究发现，19个月内14.81%的参与者接受了不少于4次的评估。在一项2007年对澳大利亚医学本科生的研究中，研究者提交了比要求更多的Mini-CEX评分结果。从上述研究可以看出，Mini-CEX的可执行性较好，在教师的教学评估选择方面，有一定的优势。对于大部分医学生而言，Mini-CEX因为可行性好，获得了学生的良好反馈和持续应用。

（三）必要性

反馈是临床教学有效的基础。Mini-CEX可在评估结束后立即提供实时、客观、形成性的反馈。萨达索（Sudarso）等的研究进一步证实了该结论，其认为Mini-CEX评估中出现的情绪反应是一种积极的情绪反应，例如愉悦、被重视和被照顾的感觉。目前，医学生在临床环境中的学习受其主动学习能力的影响。而Mini-CEX评估还具有促进自我调节的教学效果。但是，目前尚未阐明Mini-CEX与受训者自我调节的复杂交互过程之间的关系。

（四）影响因素

1. 抑制因素　第一，缺乏教学和反馈时间，导致没有执行Mini-CEX或未贯彻执行而中止，或仅回顾性地执行。第二，带教老师的能力还有待进一步提高，比如在关于如何教学和提供有效反馈或如何正确地执行Mini-CEX等方面。部分研究构建了一个影响Mini-CEX的模型，发现当医学生感到被要求做Mini-CEX时会感到不舒服，由于害怕得到不理想的反馈，医学生倾向于选择自己擅长的简单任务。

2. 促进因素　大部分研究提示，医学生在评估过程中看到了自身潜力，通过评分全面细致地了解自己在某一个临床实践过程中，已经达到或尚未达到的程度，并结合实时反馈，与评估教师进行双向反馈，从而对常见教学问题提出解决方案。为了使评估更加有意义，越来越多的医学院校建议将Mini-CEX嵌入课程中。

（五）不足

1. 方法学本身的局限性　Mini-CEX评估如果想发挥更大效力，需要相对连贯而系统的设计实施，并有能力提供改善随后临床行为的有效反馈。在评分与反馈的过程中，如何做到标准统一，如何将评分标准"标准化"，是所有临床相关评估的痛点。如果无法最大程度避免评分的主观性，可能会给予过于慷慨或吝啬的分数从而可能使被评估者被误导。

2. 带教双方可能存在反馈差异　首先Mini-CEX作为一种形成性的评估工具，其重要性在于带教老师为学生提供及时反馈的机会。虽然71.2%的学生认为他们可以接受反馈，但只有54.6%的带教老师发现他们的学生有这种感觉；其次，对反馈的反应也有所不同，70.2%的学生认为他们能够反思自己的Mini-CEX表现，而只有55.8%的带教老师同意这个意见；同时，76.0%的学生认为他们受到了具体的、可操作的反馈，而只有60.9%的带教老师认为他们给出了这样的反馈。最后，在临床评估中，反馈应该是一个双向的过程，86.8%的带教老师希望从他们的学生那里得到关于如何进行评估的反馈，以及他们如何改善下一个学生的学习体验，然而只有65.2%的学生愿意给出这样的反馈。

3. 对负面反馈的处理 临床评估的关键是以形成性的方式提供反馈意见，进而对学生的表现和学习产生积极的教育影响。但是，学生可能不愿意接受带教老师的建议，尤其是负面评论。另外，由于担心破坏学生与教师的关系，在学生中引起不满情绪，带教老师可能会保留负面反馈意见，或者给出质量不高的反馈。

三、改进与展望

Mini-CEX广泛用于评估临床技能的效果，且十分可靠，然而Mini-CEX在临床应用中并非面面俱到，需要形成更加完善的评价体系。就评估内容而言，需要更加精确、细致地评估内容才能使教学评估双方从评估-反馈的内容中获得更多的收获；就评估操作而言，确保安静、客观、不受影响的环境才能在真实的医患沟通过程中客观评估；就评分一致性而言，对于评估者的统一培训、掌握相同的尺度非常重要；就反馈一致性而言，对于Mini-CEX最终希望医学生达到的水平也需要进一步明确和逐步提高；就方法组合而言，Mini-CEX未来可能与DOPS形成侧重形成性评价的两种模式，其中Mini-CEX更倾向于对临床思维能力的评估，而DOPS则更适用于对于临床操作技能的评价。同时，Mini-CEX可与MILESTONE/EPA等模式形成局部与整体的评价体系。总而言之，对各种模式的综合使用将会全面促进医学生的成长。

四、应用举例

从表4-2可以看出，一份Mini-CEX表格，包括基本信息、主体部分和反馈部分。基本信息需要涵盖教学、学员的具体信息，考核的目标等。主体部分，一般采用1～9分系统进行评估，分为三个级别。设定的主体部分评估内容，需要根据评估目的，尽可能全面。反馈部分包括具体操作时间，教师对学生的反馈，也可增加学生对教师的反馈。这样构成一份完整的Mini-CEX评分表格。

表4-2　Mini-CEX评分表

考核日期：_____　　　轮转科室：_____

学员姓名：_____　　　教师姓名：_____

患者信息：门诊/住院号：_____　姓名：_____　性别：_____　年龄：_____

主要诊断：1_____　2_____　3_____

初/复诊：初诊□　复诊□　　就诊地点：住院□　门诊□　家床□　站点□

病情复杂程度：低□　中□　高□

演练及评估重点：①病史询问□　②体格检查□　③人文关怀□　④临床判断□　⑤宣教咨询□　⑥组织效能□　⑦整体表现□

考核项目	有待改进	合格	优良
1. 病史询问	□称呼病人 □自我介绍 □能鼓励病人叙述病史 □适当的提问及引导以获得正确及足够的信息 □对病人的情绪及肢体语言能有适当的回应		
	1□　2□　3□	4□　5□　6□	7□　8□　9□
2. 体格检查	□告知病人检查目的及范围 □注意检查场所隐蔽性 □根据病情进行全面而有重点的检查 □正确的操作及实施步骤 □适当且谨慎处理病人		
	1□　2□　3□	4□　5□　6□	7□　8□　9□
3. 人文关怀	□表现尊重及关心 □建立良好关系及相互信赖 □能注意并处理病人是否舒适 □尊重病人隐私 □适当满足病人寻求相关信息的需要		
	1□　2□　3□	4□　5□　6□	7□　8□　9□
4. 临床判断	□能归纳病史及体检资料 □能判读相关检查结果 □鉴别诊断的能力 □临床判断的合理性及逻辑性 □能判断治疗的益处、风险与费用		
	1□　2□　3□	4□　5□　6□	7□　8□　9□
5. 宣教咨询	□解释检查和治疗的理由 □解释检查结果和临床的相关性 □相关治疗的宣教和咨询		
	1□　2□　3□	4□　5□　6□	7□　8□　9□
6. 组织效能	□能按合理顺序处理 □及时且适时 □历练而简洁		
	1□　2□　3□	4□　5□　6□	7□　8□　9□
7. 整体表现	1□　2□　3□	4□　5□　6□	7□　8□　9□

观察时间：_____分钟　　回馈时间：_____分钟

教师评语：优点_____

　　　　　缺点_____

　　　　　建议_____

住院医师签名：_____　　主治医师签名：_____

（梁乃新）

第四节　教学反馈方法

教学反馈（feedback）是教师与学员依据评价数据，就其表现进行的反思性对话，旨在通过让学员了解其实际行为以及这些行为的后果，以帮助学员进行反思并取得进步。教练式辅导（coaching）是通过提问、积极倾听和适时质疑来促进学员的自我学习，与学员共同制订下一步发展计划。高效的学习和发展离不开准确客观的评价数据、教学反馈和改进指导。如果缺乏教学反馈，不当的行为会持续存在，好的行为不会被强化，学员临床胜任力的达成就全凭自身经验，并有可能无法达成。有效的教学反馈是能够让医学生、住院医师、进修医师们从其临床工作表现中学习和发展他们的胜任力并取得进步的宝贵举措，不恰当的教学反馈则可能具有严重破坏性。因此，临床教师应学习和掌握有效的教学反馈方法。

一、教学反馈过程的框架

具有建设性的反馈需要具有切题、平和、体贴，并且不包括将不佳表现归因于个人本身的批判性陈述。简单而言，即我们常说的"对事不对人"，避免进行例如"你这个人能力不行"这样仅针对个人的批评而无法形成建设性改进的反馈意见。

为达成这一目的，《临床胜任力评估》一书中提出了一个值得参考的指导反馈过程的框架。它由6个相互关联的部分组成（图4-1）。

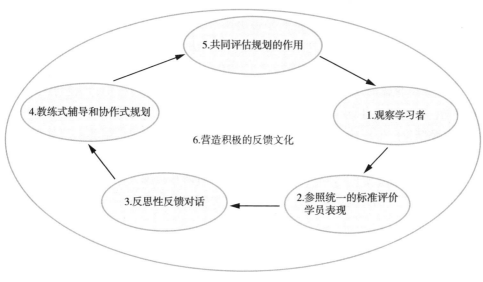

图4-1　教学反馈过程的框架

1. 观察学习者　是教学反馈的基础和切入点。要点是收集到准确客观的数据，可以有多种形式，例如直接观察学员接诊患者的过程或审视病历等。

2. 参照统一的标准评价学员表现　是量化和建立共识的基础。通过与公认的标准（如里程碑评估等有明确描述的较公认的标准）进行比较，不仅可对观察到的表现进行量化，也能让教师与学员对学员最终要达到的标准有更清晰的认识，明确追求的方向、评价的标准，以及评价是如何作出的，以确定学员存在的差距及其性质，同时也可避免教师对学员表现的评价过于主观。

3. 反思性反馈对话　反馈对话让学员能够积极参与反馈的过程，包括接触其自身表现的数据和参与对这些数据看法的反思性讨论中。反思性、开放性的问题和讨论可以引导学员检省自身表现、思考影响他们得到评价的因素，以及在讨论中主动体会可以如何提高。在实际的反馈性对话中，教师询问学员对自身表现的自我评价及理由，并让学员接触到自己的评价的原始数据（如多维度反馈报告这一类的评价报告）。如果学员的看法与数据（通常来自评价小组）显示相左，反馈教师会邀请学员一起讨论为什么两者的评价结果相异，一方面增进学员对所需达到标准的理解，另一方面也确认观察和评价是否全面且合理。

4. 教练式辅导和协作式规划　即使学员表现不错，对评价数据进行探讨和对表现本身进行反思也可能发现新的挑战。通过教学双方的教练式辅导和共同制订改进规划，教师可以指导学员进步以达到更高的水平，使反馈过程成为辅助学员成长的机遇。学习改进规划模板可以使得这个改进规划更具有可执行性。

5. 共同评估规划的作用　一段时间（可以是改进规划后的一段时间）后，需要与学员一起回顾计划，看他们是否达到了预期目标，找到影响目标达成的因素，并确定下一步的目标。这个过程本身也是帮助学员培养自我监督的过程，可以使得学员在整个职业生涯中获益。

6. 营造积极的反馈文化　在临床教学、评价和反馈过程中，临床教学单位的传统、医学教育自身特性以及所处社会文化氛围都会对与学员的沟通和协作方式，以及结论产生影响。一方面，在实施反馈的过程中，应该培养不回避纠正性或批评性反馈的传统。另一方面，在紧张的临床工作中，有限的时间可能导致教学者与学员没有足够的时间来开展反思性反馈对话和教练式辅导，这也需要教学单位对此有所认识并刻意扶持，从管理者、教师和学员等多个方面营造积极的反馈文化。

二、影响反馈效果的因素

理解影响和阻碍反馈效果的因素，有助于我们更有效地进行教学反馈对话。

除了不同的医院教学文化之外，也有学者总结过其他的影响因素，包括以下几个方面。

1. 教师对学员的观察程度　只有充分地、直接地观察学员的具体表现，才能使学员在接受反馈时感到可靠，否则学员可能会认为这个反馈没有根据而不信任。

2. 评估学员表现的数据特点　反馈是基于观察和评估得到的数据总结而给出的建议，因此，这些原始素材和数据的具体性、精确性、及时性、客观性、可靠性和相关性会很大程度上影响学员对评估结果和反馈的接受度和利用度。举例说，如果学员认为反馈不准确（如带教老师其实并没有观察到他们的技能表现）或是基于带教老师错误的推论（如学员对某项被评价的能力感到不认可，但带教老师却将这种不认可误判为对其错误的不以为然或对此反馈无动于衷），那么学员就很难听取并接受这样的反馈。

3. 反馈教师与学员的关系　这是整体层面上进行有意义反馈对话的关键，与医患关系影响患者的满意度和医疗效果相类似，反馈教师与学员的关系也会影响学员的满意度和反馈效果。根据北京协和医院内科进行的对于临床博士后的年度反馈工作总结，博士后学员认为给予反馈的最适合师资包括曾带教自己的主治医师和与自己协作过的总住院医师。这也从侧面印证了反馈教师与学员的直接接触程度和可靠程度会影响学员参与反馈对话的意愿以及对反馈的接受程度。

4. 给予反馈的技巧　我们需要认识到观察、评价学员的表现并利用这些数据使学员参与建设性的反馈对话都是专业化的技能。这部分技能对于学员如何看待和接受反馈也很重要，具体内容将在本节第四部分详细描述。

5. 学员对其表现的自我评价或自我认知　通常反馈接受者的第一反应是关注评价数据是否肯定了其对自身表现的自我认知。反馈教师需要认识到如果提供与自我认知相悖的表现评价和反馈时可能会令学员感到吃惊，并引起失落、愤怒等情绪反应，这些情绪反应会阻碍学员接受并利用这些反馈。所以，常见的问题是反馈教师因为担心引发情绪反应而避免提供否定性反馈，但如果回避提供批评性反馈则会影响建设性的反馈对话的进行。因此，反馈教师面临的挑战和需要学习的内容之一即是在以建设性的方式进行干预和反馈的同时，如何适当辨别、融入和引导学员的情绪反应。充分而合理地对学员表现进行评价可以最大限度地规避学员剧烈的抵触情绪，而在反馈过程中对于存在认知差异的内容进行有效探讨是反馈过程中最有建设性的部分。

三、日常培养反馈的文化

在整个教学团队中培养长期积极的反馈文化非常有益。例如临床带教老师和

147

短期学习的学员（如见实习同学）可以及时简要地通过沟通，以非常有效且真诚的方式建立信任关系并进行教学反馈。表4-3提供了一些在日常带教中可能有利于建立反馈文化的技巧。只有当多数教学人员开始在日常工作中不断进行反馈和教练式辅导，整个教学团队的反馈文化才能逐渐深入人心。

表4-3 营造教师与学员培养反馈文化的技巧

教师	学员
当学员开始加入你的团队时：	当开始新的轮转时：
询问学员的目标及是否有需要帮助的方面，并分享你对他们的目标和期待以及你提供帮助的方式	与教师会面，明确学习目标，提出需要帮助的方面
告诉学员你会何时、如何进行反馈并让学员届时也对你作出反馈	在需要的时候积极寻求帮助
有效的直接观察：与学员一起安排观察内容，并共同讨论观察时的主要关注点	
分享反馈	接受反馈
提前安排反馈时间	判断并向教师反馈地点环境是否让你感到安全和舒适
寻找一个安静的空间	客观地进行自我评价并适当提供依据
首先询问学员的自我评价，并做好对由于认知差异产生的情绪反应的应对准备	认识到自我评价和获得评价之间存在差异是完全正常的，和教师进一步探讨差异产生原因，充分讨论并反思反馈内容
提供针对所观察情况的相应反馈	
进行教练式辅导，并共同规划学习与改进方案	在制订学习改进方案时寻求帮助与合作

四、给予反馈的技巧

好的反馈总体上应该是反馈教师和学员共同协作的过程，有预期和严格遵守的时间安排，基于直接观察的数据和资料，不提供过度的信息而重点关注在学员可以改进的行为上。好的反馈从用语上应该是描述性的而非评判性的语言，关注具体的行为表现而不是单纯概括，不要加以太多对于学员想法的揣测而重点关注学员当时的行动本身。

关于反馈过程的结构，在管理学和教育学中都有不同流派提出了不同的模型。比如大家较为熟悉的各种结构的反馈"三明治"模型（图4-2）。经典的反馈"三明治"模型是上下两层的面包，分别代表反馈的开始和结束并各有一段正面反馈，而夹心内容是一些负面或具有建设性的反馈内容。弱反馈"三明治"是指结构上与经典反馈"三明治"类似，但是有很多安抚性的内容和正面反馈，负面或建设性的反馈内容很少，其缺点是有可能使得学员无法注意到这些负面及建设

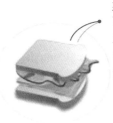

经典的反馈"三明治"
两片面包：分开两次的
正面反馈
中间的肉：夹在中间的
负面或建设性的反馈

弱反馈"三明治"
大量面包：非常多的正面
及安抚性反馈，以至于别
人可能忽略负面反馈
很少的肉：非常少量的夹
在中间的负面反馈

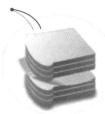

非经典的卷样反馈"三明治"
足够的面包和肉并且融合交叉：问学
员他们如何看待自己的表现，并征求
同意分享自己的印象，然后加以讨论。
这是一个建设性的交互性的讨论过程

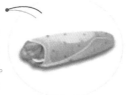

开门见山的反馈"三明治"
肉：一上来就是比较大量
的负面或建设性反馈
面包：同时也有激励，
但只在最后

野蛮的反馈"三明治"
只有肉没有面包：只有
批评性的意见而完全没
有激励的部分

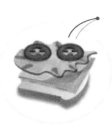

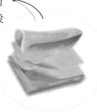

图4-2　反馈过程的各类"三明治"结构

性的反馈内容。非经典的卷样反馈"三明治"是指有足够的正面反馈和负面或建设性的反馈内容，但两者很好地融合和交叉，在谈话中自然地询问学员如何看待自己的表现，然后询问学员自己（指反馈教师）是否也可以分享自己的印象并且加以讨论，过程中有讨论和建设性的意见交叉其中。开门见山的反馈"三明治"是指一上来就是比较大量的负面或者有建设性的反馈意见，然后以安抚性的内容结尾。不同的反馈结构适合于不同个性的学员，但如果对接受反馈的学员不够了解难以选择的情况下，通常可以采用经典反馈"三明治"的结构。

　　R2C2循证反馈模型也是一个比较推荐的基于证据和理论的反馈模型，可增强反馈对话的效果、学员的接受度和实践的改善情况。该模型包括四个阶段，且在四个阶段分别有特定的目标。

1. 建立关系（Relationship building） 使学员充分参与、形成联系、建立尊重和信任、了解其情况。

2. 探索对反馈的反应（Exploring Reactions to the feedback） 让学员感觉自己得到了理解，其观点会被听取和尊重。

3. 探索对反馈内容的理解（Exploring understanding of feedback Content） 让学员清楚自身表现对他们的实践意味着什么，找到改变与提升的机会。

4. 为改进进行教练式辅导（Coaching for performance change） 让学员参与制订可行的学习与改进计划。

R2C2模型的建议用语和示例见表4-4。

表4-4　R2C2的各阶段建议用语及示例

阶段	建议用语	示例
建立融洽的人际关系	你的轮转情况如何？告诉我你在这之中有哪些开心的事，又遇到了哪些挑战 你认为你现在表现得怎么样？你感觉你的优势和需要改进的方面分别是什么 在这个环节中你希望得到什么收获	时间有限，但我很想知道你目前的轮转情况如何 我们只在周一刚见过并且一直没时间聊一聊；告诉我一些你的情况吧 这是个很忙的科室，有时候事情太多甚至我也会感觉撑不住。咱们可以聊一聊你的感受以及你觉得干得怎么样
探索对反馈的反应	对于反馈的意见你一开始的反应是什么？有引起你注意的吗 这些意见中有没有任何出乎你意料的地方？能和我说说吗 这些数据与你对自己表现的看法相比如何？有什么意料外的吗 得知与我们对自己的看法不符的反馈确实令人难以接受	我注意到有几天早上你迟到了。不知道你能否告诉我你迟到的原因 你对于记录上的评语有什么想法吗？让你意外吗 是的，在这儿的工作压力确实很大，团队中也有其他同事，但我想知道你是否考虑过你的迟到对你的同事/学生/患者的影响 我能想象到必须熬夜，还在晚上被宝宝打断睡眠的难处
探索对反馈内容的理解	在报告中是否有任何地方是你不理解的 还有哪里是你不清楚的吗 我们一部分一部分来看 有什么令你惊讶引起你注意的地方吗	问题似乎是你不能按时到班且有时早退。你这么认为吗？或者你还有什么其他看法 我有些好奇，迟到/早退是否可能影响你的临床实践 通过我们的谈话和查房，你现在的知识水平似乎不错。你是否也认为你正在进步

续 表

阶段	建议用语	示例
为改进进行教练式辅导	这次反馈让你想到改进过程中哪个或者哪两项要优先考虑的事 你的目标将是什么 你想要采取什么行动 你需要什么资源 你可能会遇到哪些阻碍 你认为这是可实现的吗	既然我们已经讨论了这个问题，那么关于按时到班和不会早退你的目标是什么 你会怎样达成这些目标（例如，目前无须熬夜太晚、目前宝宝的睡眠变得更好了） 会有哪些阻碍（例如，配偶压力过大而不得不承担更多照顾宝宝的责任） 你会做哪些具体的事情？以及你会在什么时候作出改变 我能帮你做些什么

（杨莹韵）

参 考 文 献

［1］Lie D，Bereknyei S，Braddock Ⅲ C H，et al. Assessing medical students' skills in working with interpreters during patient encounters：a validation study of the interpreter scale［J］. Acad Med，2009，84：643-650.

［2］Brown R S，Graham C L，Richeson N，et al. Evaluation of medical student performance on objective structured clinical exams with standardized patients with and without disabilities［J］. Acad Med，2010，85：1766-1771.

［3］McEvoy M，Schlair S，Sidlo Z，et al. Assessing third-year medical students' ability to address a patient's spiritual distress using an OSCE case［J］. Acad Med，2014，89：66-70.

［4］Bloom-Feshbach K，Casey D，Schulson L，et al. Health literacy in transitions of care：an innovative objective structured clinical examination for fourth-year medical students in an internship preparation course［J］. J Gen Intern Med，2016，31（2）：242-246.

［5］Vleuten C V D，Verhoeven B. In-training assessment developments in postgraduate education in Europe［J］. ANZ J Surg，2013，83（6）：454-459.

［6］Vleuten C P V D，Schuwirth L W，Scheele F，et al. The assessment of professional competence：building blocks for theory development［J］. Best Pract Res Clin Obstet Gynaecol，2010，24（6）：703-719.

［7］Miller G E. The assessment of clinical skills/competence/performance［J］. Acad Med，1990，65：S63-S67.

［8］Glover J A. The "testing" phenomenon：not gone but nearly forgotten［J］. J Educ Psychol，1989，81：392-399.

［9］Roediger H L，Karpicke J D. The power of testing memory：basic research and implications for educational practice［J］. Perspect Psychol Sci，2006，1：181-210.

［10］Karpicke J D, Roediger H L. The critical importance of retrieval for learning［J］. Science, 2008, 319: 966-968.

［11］Karpicke J D, Blunt J R. Retrieval practice produces more learning than elaborative studying with concept mapping［J］. Science, 2011, 331: 772-775.

［12］Cook D A, Thompson W G, Thomas K G, et al. Impact of self-assessment questions and learning styles in web-based learning: a randomized, controlled, crossover trial［J］. Acad Med, 2006, 81: 231-238.

［13］Friedl R, Höppler H, Ecard K, et al. Comparative evaluation of multimedia driven, interactive, and case-based teaching in heart surgery［J］. Ann Thorac Surg, 2006, 82: 1790-1795.

［14］Norman G, Swanson D B, Case S M. Conceptual and methodological issues in studies comparing assessment formats［J］. Teach Learn Med, 1996, 8: 208-216.

［15］Rawekar A, Choudhari S G, Mishra V, et al. Formative assessment in practical for Indian postgraduates in health professions education: A strategic initiative towards competency-based education［J］. J Family Med Prim Care, 2020, 9（7）: 3399-3404.

［16］Naeem N. Validity, reliability, feasibility, acceptability and educational impact of direct observation of procedural skills（DOPS）［J］. J Coll Physicians Surg Pak, 2013, 23（1）: 77-82.

［17］Mayne A, Wilson L, Kennedy N. The Usefulness of Procedure-Based Assessments in Postgraduate Surgical Training Within the Intercollegiate Surgical Curriculum Programme: A Scoping Review［J］. J Surg Educ, 2020, 77（5）: 1227-1235.

［18］Khan R, Zheng E, Wani S B, et al. Colonoscopy competence assessment tools: a systematic review of validity evidence［J］. Endoscopy, 2021, 53（12）: 1235-1245.

［19］Siau K, Crossley J, Dunckley P, et al. Colonoscopy Direct Observation of Procedural Skills Assessment Tool for Evaluating Competency Development During Training［J］. Am J Gastroenterol, 2020, 115（2）: 234-243.

［20］Liu C S, Wang Y M, Lin H N. An 8-year retrospective survey of assessment in postgraduate dental training in complicated tooth extraction competency［J］. J Dent Sci, 2020, 16（3）: 891-898.

［21］Siau K, Crossley J, Dunckley P, et al. Direct observation of procedural skills（DOPS） assessment in diagnostic gastroscopy: nationwide evidence of validity and competency development during training［J］. Surg Endosc, 2020, 34（1）: 105-114.

［22］Li K F, Liu B Z, Wu F F, et al. Outcome-based student assessment enhances academic performance in basic medical laboratory course［J］. Adv Physiol Educ, 2021, 45（2）: 269-275.

［23］Khan M R, Shariff A H, Nasim S, et al. Effectiveness of Laparoscopic Skills Workshop on Enhancing Knowledge and Skills of Surgical Residents and Its Comparison with DOPS（Direct Observation of Procedural Skills）Scores: Prospective Cohort Study［J］. Med Sci Educ,

2020，30（2）：861-867.

［24］Ong M N，Lew K M，Cheong Y J，et al．Can We Use Peer-Assisted Learning to Teach Basic Surgical Skills？［J］．Malays J Med Sci，2020，27（5）：101-107.

［25］Walsh C M，Scaffidi M A，Khan R，et al．Non-technical skills curriculum incorporating simulation-based training improves performance in colonoscopy among novice endoscopists：Randomized controlled trial［J］．Dig Endosc，2020，32（6）：940-948.

［26］Mouli T C，Davuluri A，Vijaya S，et al．Effectiveness of simulation based teaching of ventilatory management among non-anaesthesiology residents to manage COVID 19 pandemic-A Quasi experimental cross sectional pilot study［J］．Indian J Anaesth，2020，64（Suppl 2）：S136-S140.

［27］Ghiasian L，Hadavandkhani A，Abdolalizadeh P，et al．Comparison of video-based observation and direct observation for assessing the operative performance of residents undergoing phacoemulsification training［J］．Indian J Ophthalmol，2021，69（3）：574-578.

［28］Shrivastava S R，Chacko TV，Bhandary S，et al．Development，validation and use of appropriate assessment tools for certification of entrustable professional activities in community medicine to produce a competent postgraduate：A pilot study［J］．Indian J Public Health．2019；63（4）：277-281.

［29］贾俊君，俞军，耿磊，等．DOPS在普外专科医师手术技能培训中的应用［J］．教育进展，2020，10（3）：279-283.

［30］Ansari A A，Ali S K，Donnon T．The construct and criterion validity of the Mini-CEX：a meta-analysis of the published research［J］．Acad Med，2013，88（3）：413-420.

［31］Liang Y，Noble L M．Chinese doctors' views on workplace-based assessment：trainee and supervisor perspectives of the Mini-CEX［J］．Med Educ Online，2021，26（1）：1869393.

［32］Lorwald A C，Lahner F M，Nouns Z M，et al．The educational impact of Mini-clinical evaluation exercise（Mini-CEX）and direct observation of procedural skills（DOPS）and its association with implementation：a systematic review and meta-analysis［J］．PLoS One，2018，13（6）：e0198009.

［33］Norcini J J，Blank L L，Arnold G K，et al．The Mini-CEX（clinical evaluation exercise）：a preliminary investigation［J］．Ann Intern Med，1995，123（10）：795-799.

［34］Norcini J J，Blank L L，Duffy F D，et al．The Mini-CEX：a method for assessing clinical skills［J］．Ann Intern Med，2003，138（6）：476-481.

［35］Sudarso S，Rahayu G R，Suhoyo Y．How does feedback in Mini-CEX affect students' learning response？［J］．Int J Med Educ，2016，7：407-413.

［36］Dean B，Jones L，Roberts P G，et al．What is known about the attributes of a successful surgical trainer？A systematic review［J］．J Surg Educ，2017，74（5）：843-850.

［37］Martinsen S S S，Espeland T，Berg EAR，et al．Examining the educational impact of the mini-CEX：a randomized controlled study［J］．BMC Med Educ，2021，21（1）：228.

［38］Gupta S，Sharma M，Singh T．The acceptability and feasibility of mini-clinical evaluation exercise as a learning tool for pediatric postgraduate students [J]. Int J Appl Basic Med Res, 2017, 7 (Suppl 1): S19-S22.

[39] Joshi M K, Singh T, Badyal D K. Acceptability and feasibility of Mini-clinical evaluation exercise as a formative assessment tool for workplace-based assessment for surgical postgraduate students [J]. J Postgrad Med, 2017, 63 (2): 100-105.

[40] Rwald A C, Lahner F M, Mooser B, et al. Influences on the implementation of Mini-CEX and DOPS for postgraduate medical trainees' learning: a grounded theory study [J]. Med Teach, 2019, 41 (4): 448-456.

[41] Soemantri D, Dodds A, Mccoll G. Examining the nature of feedback within the Mini clinical evaluation exercise (Mini-CEX): an analysis of 1427 Mini-CEX assessment forms [J]. GMS J Med Educ, 2018, 35 (4): Doc47.

[42] Durning S J, Cation L J, Markert R J, et al. Assessing the reliability and validity of the mini-clinical evaluation exercise for in-ternal medicine residency training [J]. Acad Med, 2002, 77 (9): 900-904.

[43] Hejri S M, Jalili M, Masoomi R, et al. The utility of mini-clinical evaluation exercise in undergraduate and postgraduate medical education: a BEME review: BEME Guide No.59[J]. Med Teach, 2020, 42 (2): 125-142.

[44] Lima A A D, Barrero C, Baratta S, et al. Validity, reliability, feasibility and satisfaction of the mini-clinical evaluation exercise (Mini-CEX) for cardiology residency training [J]. Med Teach, 2007, 29 (8): 785-790.

[45] Krupat E, Richards J B, Sullivan A M, et al. Assessing the effectiveness of case-based collaborative learning via randomized controlled trial [J]. Acad Med, 2016, 91 (5): 723-729.

[46] Crouch, Catherine H, Mazur E. Peer Instruction: Ten years of experience and results [J]. Am J Phys, 2001, 69 (9): 970-977

[47] Lage M J, Platt G J, Treglia M. Inverting the classroom: a gateway to creating an inclusive learning environment [J]. J Econ Educ, 2000, 31: 30-43.

[48] Morton D A, Colbert-Getz J M. Measuring the impact of the flipped anatomy classroom: The importance of categorizing an assessment by Bloom's taxonomy [J]. Anat Sci Educ, 2017, 10 (2): 170-175.

[49] Wijnia L, Loyens, S M, Derous E. Investigating effects of problem-based versus lecture-based learning environments on student motivation [J]. Contemporary Educational Psychology, 2011, 36 (2): 101-113.

第五章

职业素养教育

第一节　什么是职业素养

医生、患者和公众普遍认为医学职业素养正面临挑战。20世纪末至今，医患关系持续紧张，尤其是在医学商业化的背景之下，对医生不当行为的报道日益增加，公众亦时常抱怨一些医生缺乏责任心、态度恶劣、沟通生硬等。不规范的医疗行为可能威胁患者安全、引发医疗差错以及医疗事故诉讼等，同时还不利于医疗团队合作，造成医疗系统员工职业倦怠和人才流失。医疗机构、管理者和医生也常常缺乏处理此类问题的相关培训，导致这些不规范的行为持续存在并日益加剧，在医疗机构甚至医学共同体内部扩散。医学生和住院医师在医院临床实践中看到的情形与他们在课堂中学习的内容相去甚远，导致他们或随波逐流、抵触课堂教学、效仿不专业行为，或愤世嫉俗、产生职业倦怠，放弃医疗工作。所有这些进一步导致公众对医生群体的信任度持续降低。

不难看出，职业素养对于医学生、医生和医学专业都十分重要，但职业素养以往并未受到医学共同体和社会大众的重视，传统医学院校和医疗机构也未将职业素养作为课程或培训的一部分。职业素养并非不重要，古代和现代众多医学宣言、伦理准则和名家格言都在一定程度上展示了职业素养内涵及其重要性。但长久以来，医学共同体大多认为职业素养无法被直接教授，仅可并应当通过言传身教进行培养，因此教学的主要模式是榜样效仿。榜样自身对职业素养的理解，及其日常行为中职业素养的投射方式，均可能影响医学生、住院医师的学习效果。诸多的不确定性，使得传统的榜样效仿模式在当下已不足以支撑医学生和医生的职业素养教育。目前，医学教育者已达成共识：职业素养作为医学生和医生的胜任力之一进行相应的培养以及评估考核；与此同时，各种医疗标准和专业资格认证体系中也对职业素养作出了明确要求。因此，有必要明确职业素养的定义，进而确定职业素养的教学目标,制订与评价相关的教学计划。本节将简要回顾现代医学职业素养的起源和发展,阐述医学的社会契约,梳理职业素养的定义和特征,目的是帮助设计和实施职业素养教学项目的人员形成认知基础。

一、职业素养的历史起源

职业素养对应英文professionalism一词,也被译为"专业精神"或"职业精神"。医学职业素养的概念在全球范围内有着漫长的历史,其内含包括医生的行为规范,如《希波克拉底誓言》《黄帝内经》和《大医精诚》等所记载的内容。Professionalism一词的使用至少有2000年,该词语最早与医学建立联系可追溯到罗马医生斯克里博尼乌斯·拉格斯(Scribonius Largus),他将professionalism定义为一种对同情或缓解痛苦时仁慈的承诺。并将其与希波克拉底誓言关联。这一定义延续到中世纪,涉及医学、法律和神职人员等专业人士。这些专业人员以新的形式从欧洲的大学和行会涌现,并被赋予一定社会地位和相当大的自主权。彼时,以服务社会精英为主的医学拥有极小的治愈能力,对普通百姓的影响几乎可忽略不计。19世纪,科学的兴盛开始推动医学范式的转变,使得后者更为有效并具有吸引力。同时期工业革命增加了公众的财富,使得更多的人可以通过支付金钱以换取医疗照护。到19世纪中叶,在当时的一些发达国家中,医生开始联合起来并成立国家性的医学组织,进而发展出一系列伦理准则以规范组织成员的行为。这些团体成功地说服了政府确立医学执照制度,以此形成对医学干预的垄断权,此前行医并没有如此高的准入门槛,"理发师外科医生"和"江湖游医"随处可见。当今对这些历史的解读预示着将医学视为专业(profession),并非学科分类(major或discipline),是医学与社会之间社会契约的基石。

二、医学与社会之契约

国家及其公民在权利与义务上存在互惠性,双方承认这种具有互惠性的关系便可被称为社会契约。医学的社会契约从形式上可分为两部分。一是有形的,我们可以看到的,涉及医疗卫生的法律、法规、指南、教育、执照,或医学共同体内部制定的行为规范,如《希波克拉底誓言》《日内瓦宣言》《中国医师宣言》等。契约的另一无形部分与行医的道德基础密切相关且同样重要,然而却并未以文字呈现。利他主义和医学的各项承诺是医学社会契约的根基,代表着个体患者和社会对医学专业的期待。这些内容无法通过立法从外部构建,必须由个体医生内在衍生。在该契约之下,医学被赋予知识上的特权和医疗实践中的自主性,以及自治特权和经济收入。作为回报,医学专业及其实践者-医生被期望为具有利他的，致力于公共福祉，展现出诚实、正直等品质，并在实践中具备胜任力。尽管医学专业精神和社会契约的具体细节伴随着医学与社会的变化而改变，但其核心从未改变。

当医学与社会对现状和未来都表示满意时，双方自然而然地对契约达成共识，无须进一步讨论其具体内容。然而现实中，一方面，社会公众抱怨医学不再是利他的，一些医生和管理者将个人和机构利益置于患者利益之上，违背了医学与社会之间的契约，由此引发对医生和医疗机构的不信任。国家医疗体制对此可产生一定的影响，这也是中国为何要加快推进医疗体制改革，设定人人享有基本医疗卫生服务目标的重要原因。另一方面，医生抱怨患者依从性差，对自己的诊疗方案"指手画脚"，干扰了医学专业的自主性，而相对较低的收入和较低的社会认同感让医生感觉自己的付出没有得到相应的回报。双方对现状均表示不满，医学与社会的契约关系在近数十年间被反复审视。事实上，契约并非一成不变，如果双方的期待没有被满足，就可能会谋求修改契约。职业素养根植于社会契约之中，契约的改变必将引发职业素养的变化，对应的教学等一系列活动都将受其影响。

医学的社会契约十分复杂。医学专业内部对于社会契约中的内容存在不同的见解，不同专业间、专业与全科间、不同年代间，以及不同国家间都存在或多或少的差异，比如医生是否必须向患者本人告知实际病情。在教授职业素养时，医学内部不同主体间的互动，以及各种协会、组织在职业素养形成中所起到的作用都是重要的教学内容。让当下和未来的医生理解整个医疗系统的运转，了解他们与系统之间的关系，并了解如何能够按照他们的期望改变系统。只有这样他们才能够融入并改变他们所属的群体。

作为契约的另一方，社会同样具有复杂性。个体患者和公众在医疗中具有合理利益。此外，社会中其他重要组织在医疗中也持有巨大利益，如药企、医疗器械商、保险公司等。外部影响也会对社会契约的本质产生巨大作用。最重要的便是医疗卫生系统自身的性质，如国家医疗保险的支付范围与额度，医疗主管部门和机构的政策、制度和考核指标等都会对医疗决策及职业素养施加影响。媒体也会对社会契约施加影响，除表达民意外，媒体报道还会影响医患关系，进而改变患者和医生的行为，如对医疗事故的报道可能会促使更多医生采用保护性医疗以降低执业风险。

社会契约不仅是社会对医学的约束，也涵盖医学对社会的期盼。医生和专业共同体希望被赋予行医的垄断权、较大的自由裁量权、受尊重和较高的社会地位、自治和经济回报。如果个体医生或专业共同体没能满足社会的期望，契约则会发生改变。相反，如果社会没能满足医学专业的合理诉求，不难预测医学专业也会渴望改变。

三、职业素养的定义难题

尽管存在对职业素养特征的基本共识，但从共识发展出"专业"和"职业素养"的明确定义已被证实是极困难的。这部分源于一些人认为这些词语可以相互通用，但实则不然；部分原因是对不同专业的研究在背景和路径上存在差异。其中，社会学对专业的研究相对最多，包括对医学专业的研究。虽然社会学家认识到医患关系的重要性，但他们更感兴趣的是医学专业与其所服务之社会的相互作用。作为医学专业人士，医生更关注那些能够协助他们界定自己身份的内容，进而确立专业的思想体系，并树立专业应追求的理想。许多研究职业素养的医生认为，职业素养研究的重点应放在医学的道德基础，以及医患关系的本质上。对于另一些人，虽无意削弱医学道德基础的重要性，但认为定义必须拓展到涵盖医学与社会之间的关系，以及由此而生的根本义务。对于那些负责职业素养教育的人而言，必须解决医生与患者、医生与社会间关系的问题，无论这些问题来自个体医生抑或医学专业整体。这些问题与道德、利益冲突、医患关系、自治和医疗系统对医疗实践的影响相关。

（一）医学的专业性

目前针对医学职业素养的定义众多，绝大多数都很相近，这源于医学专业共同体对医学的理解：将医生视作善良的群体，将医疗实践视作一种道德行为。这些定义可作为教授职业素养的认知基础。为了定义职业素养，我们可先从专业一词的解读开始。

专业是一种核心要素为以掌握一系列复杂知识和技能为基础的职业。它是一种将各类知识运用于为他人谋福祉的天职。其成员受伦理规范的约束，并公开承诺具备胜任力、正直、道德、利他并在其领域内推动公共事业发展。这些承诺形成了专业与社会间的社会契约之基础，作为回报该专业对其知识的使用具有垄断权，并在实践中拥有较大的自主权和自治权。专业及其成员对其服务的对象、专业和社会负有责任。

传统上，基于对专业的界定，职业素养常常被视为某种性格特征，在教育上强化规则、强调榜样的作用、奖励正面行为等。这种理念被应用于对医学生和青年医生的面试及日常评价，在发现他们表现出不符合职业素养要求时给予惩罚，如严厉批评、削减收入、暂停晋升，甚至被辞退。这导致三类负面后果，一是当医生自己发现医疗差错或其他不符合职业素养的行为时不愿与同行分享，进而难以从系统上减少差错，提升患者安全，增进患者福祉。二是医学共同体内部会形成一种相互袒护的氛围，不愿指出同行的问题，担心如若指出自己可能会受到批评。因此，不难理解为何较少听到医学共同体内部对内或对外坦诚说出当下职业素养中存在的问题与挑战。三是职业素养被认为无法通过正式课程讲授，只得通过环境和榜样去熏陶，一旦出现不符合职业素养的行为，医生、同行和管理者也不知道如何纠正或改进，而是以各种惩罚方式消极地处理涉事个体。

这种传统已有所改变。从医学生的培养标准到教学实践的探索，无不显露出一种趋势，即职业素养不仅是性格特征，也是一种可被教授的能力，同时职业素养的培养和维系存在挑战。职业素养包括医学作为专业所必须的一系列知识、技能和态度。不符合职业素养的行为有可能是源于良好的初衷，而非恶意为之，如医疗机构对医护人员高强度工作的要求和对医疗差错的惩罚会引发职业耗竭，促使不符合职业素养的行为发生。这并非是对违反职业素养要求的行为辩护。医学生和医生不符合职业素养的行为不是他们的性格缺陷所致，而是源于缺乏必要知识、技能或态度，并受日常生活、健康状况、临床环境、机构管理、卫生政策、社会文化等多方因素影响。因此，应采取教育而非谴责的方式修复和培养职业素养。具有优秀职业素养的医生可以作为培养医学生和青年医生的模范，同时通过正式和非正式课程传授职业素养，并通过培养批判性思维减少隐性课程产生的负面影响。

（二）职业素养的核心

基于以上对专业的定义，我们可以将职业素养理解为专业团体及其成员所应当具有的一系列知识、能力和态度，医学界仍缺乏统一的职业素养定义。一些学者还建议每家医学院或医疗机构都应当探索其自身的职业素养定义。这多少受到社会变化与文化差异的影响，不同时代和社会对医学专业的期待不尽相同，故职业素养的定义也会发生动态变化。尽管如此，职业素养的核心应具有一致性，使从不同定义中搜寻职业素养的共同点具有可行性。

在近20年间，最常被引用并得到广泛认可的定义是"新千年医学专业精神：医师宪章"（以下简称《医师宪章》）（表5-1、表5-2）。该定义体现了职业素养的核心，被包括中国在内的全球众多国家的医生和医学组织所认可。教师在教学中可参考该定义并将其作为认知基础，参照《医师宪章》中对基本原则和专业责任的解读设计职业素养课程。必须注意的是，尽管医学界对于抽象和原则性的职业素养定义有一定共识，但缺乏对实践中符合专业行为的详尽描述，因此对于制定和参与职业素养教学的人员和机构，应将职业素养细化并至少在教学团队或机构范围内达成共识。

表5-1 《医师宪章》对基本原则和专业责任的解读

具体内容	解读
患者福祉优先原则	将患者福祉置于医生个人、机构和其他利益之上。利他主义是医患信任的核心，市场、社会压力、机构政策等都不得违背该原则
患者自主性原则	医生必须尊重患者的自主性。医生必须对患者诚实，并赋权给他们以作出有关患者自己治疗的知情决定。患者的决定十分重要，前提是这些决定符合伦理且不会导致不恰当的医疗照护
社会公正原则	医学专业必须推动医疗卫生系统的公正性，包括平等分配医疗卫生资源。医生应当积极消除医疗卫生领域的歧视，包括但不限于社会经济地位、性别、民族、宗教和种族等

表5-2 《医师宪章》对专业责任的解读

具体内容	解读
对专业胜任力的承诺	医生必须承诺终身学习，并为提供高质量的医疗而掌握必要的医学知识、临床和团队技能。医学专业作为整体必须竭力确保其成员具备胜任力，并确保有恰当的机制辅助医生实现这一目标
对患者诚实的承诺	在患者同意接受治疗前以及治疗发生后，医生必须诚实地与患者交谈、确保患者充分知情。这并不意味着患者需要介入医生所有的决策，而是对患者赋能以使其作出与治疗相关的重要决策。医生应意识到医疗中存在着导致患者受伤的医疗差错，当患者受伤是源于医疗照护时，必须及时告知患者，否则将严重蚀蚀患者和社会的信任。报告和分析医疗差错是制定防范措施、改进策略和提供恰当补偿的基础
为患者保密的承诺	赢得患者信任，需要对患者信息做好适当的保密措施。当无法获得患者本人同意时，该承诺应拓展到与代理人的讨论中。社交媒体、电子病历和遗传学信息的涌现使得保密工作面临比以往更大的挑战
与患者维持恰当关系的承诺	考虑到患者固有的脆弱性和依赖性，必须避免某些特定的医患关系。尤其是不应利用这种关系获取医生个人经济上的额外收入、性满足或实现其他个人目的
提升照护质量的承诺	医生必须致力于持续提升医疗照护质量。该承诺不仅要求医生维持临床胜任力，还要求与其他医学专业人员一同合作减少医疗差错、提升患者安全并合理使用资源，优化医疗结局。医生必须积极参与，包括开发更好的医疗质量评估方法，并将方法用于定期评估所有个体、机构和医疗卫生系统的表现。从个体和专业协会出发，医生必须承担起制定和实施持续提升医疗质量方案的责任
促进医疗可及的承诺	医学专业精神要求所有医疗系统的目标包括使一致且恰当的标准治疗具有可及性。医生个人和共同体必须竭力减少实现平等医疗的障碍。在各自的系统中，医生应努力消除因教育、法律、经济、地理和社会歧视造成的医疗可及性障碍。承诺在不考虑医生或专业的个体利益的前提下，平等地承担推动公共卫生和预防医学，以及公众引导的工作

具体内容	解读
对有限资源公正分配的承诺	在满足个体患者需求的同时，医生提供的医疗照护应基于智慧并符合成本效应。他们应承诺与其他医生、医院和医疗费用支付者共同制定符合成本效益医疗的指南。恰当分配资源的专业责任要求医生谨慎地避免不必要的检查和程序。提供不必要的医疗干预不仅将患者暴露于本可避免的伤害和额外的支出，还会削减他人对资源的可得性
对科学知识的承诺	医学与社会之间的契约大多基于对科学知识和技术的正直与恰当使用。医生有义务支撑科学标准、推动研究、创造新知并确保其恰当使用。医学专业对知识的真实性负有责任，知识应基于科学证据和医生经验
通过控制利益冲突维护信任的承诺	医学专业及其组织有许多机会妥协其承诺以追逐个人利益。在与追求经济利益的产业接触时这些承诺尤其会受到威胁，包括医疗器械制造商、药物公司和保险公司等。医生有义务识别、向公众公开并处理好在履行专业义务和活动时产生的利益冲突。与企业的关系和意见领袖的身份应被公开，尤其当后者在确定行为规范、发表临床试验、撰写社论、撰写治疗指南或作为学术期刊编辑时
对专业责任的承诺	作为专业成员，医生被期望共同合作以促进患者照护的最优化、相互尊重，并参与到自治的过程中，包括矫正和惩戒那些未能符合专业标准的成员。医学专业还应界定和组织针对当下和未来成员的教育和标准的制定。医生个人和集体有义务参与到这些过程之中。这些义务包括参与对他们所有专业表现的内部评估和接受外部审查

值得强调的是，医学专业看似自身在定义职业素养，但实则是由社会通过授权和对专业的责任议定进行定义。目前存在一种趋势，即一些医学教育者试图通过询问医学界内部人员来推动对职业素养的定义，尽管这是澄清概念的有效方式之一，但必须谨慎对待其潜在的问题。第一，这可能会传递一种观点，即医学界内部可以确定职业素养的本质，而忽略了职业素养的社会属性。第二，如果医学共同体内部的领导者并不熟悉职业素养相关内容，最终形成的定义可能会忽略一些重要内容或过于强调某些内容。

四、结语

对于任何教授职业素养的计划而言，其首先必须在成员或机构范围内对医学职业素养概念形成共识，认可医学对个体患者和社会的一系列义务。医学与社会之间的社会契约根植于医学职业素养，医学专业和社会各自都拥有权利并同时承担相应义务。个体进入医学专业是一个自愿行为，他们中的大多数渴望学习应如何行事并掌握其思想，医学教育者应通过各种方式让他们知道如何行事，以及为什么如此行事，形成良好的医学职业素养。

（张　迪）

第二节 职业素养教育的理论基础

医生被期待具有丰富的知识、高超的技艺和出色的职业素养。在动态变化的社会环境和复杂的医疗环境下，和职业素养的定义一样，培养良好职业素养的教育方法同样面临挑战。仅仅知道何为职业素养，以及哪些行为符合专业要求是远远不够的，重要的是如何在实践中践行职业素养。医学生和青年医生们不仅需要了解职业素养的知识，还需要具备分析和判断情境的能力，具备批判性思维，并将自身所学的知识和技能应用于实践之中。然而对个体行为和性格品质的塑造及改变是一项复杂且艰难的任务，它们受到教育、反馈、奖励、惩罚和参与等多种因素的影响。

尽管对于如何制订职业素养教学项目存在分歧，并且在实践中展现职业素养面临诸多挑战，但在保留对具体教学内容和方式差异的同时有关医学专业学习和个人发展的教育理论，也为培育职业素养提供了重要的理论基础。课程设计者通过对理论的了解，可以意识到不同理论框架能够支撑不同的教授和学习路径，为塑造医学生的职业素养提供理论支撑和指引。相反，缺乏理论框架指引下的教学实践可能将教育者引入一种风险，即过度依赖直觉和常识并忽略教学的目的，使教学变得低效。总之，理论能够影响教学实践，并支撑我们制订明确的教学目标以及选择何种教学方法。

一、教育理论

（一）学习周期理论

让·皮亚杰（Jean Piaget）提出的建构主义理论（constructivism）指出认知发展受同化、顺应和平衡的影响，个人经验可以被沉淀吸收或被改变以适应个体自身的模式。大卫·科勃（David kolb）在皮亚杰的基础上提出了学习周期理论，并强调个人、人际、人与社群、人与社会之间的互动关系，及其对人的塑造作用。学习周期理论认为，学习是一个循环往复的过程，完整的学习周期由四个阶段组成，包括实践、经验、反思和理论化（图5-1）。人们可以从该周期的任意阶段启动学习，如首先学习理论，随后将理论应用于实践并获得经验，接着对实践经验进行反思，强化、修正或构建新的理论，并再次实践以开启新一轮学习周期。这提示教师在设计课程时需要关注学生的学习周期，以强化医学专业所要强调的职业素养内容。如通过模拟真实情境使学生通过实践学习如何告知医疗差错并获得相应经验，随后对实践经验进行反思，强化或修正沟通策略和具体内容。此外，学习周期理论提示教师应关注学生在临床实践中的行为和经验，协助学生对所观察到行为或自身的行为进行反思，避免或减少隐性课程对学生职业素养造成的负面影响。

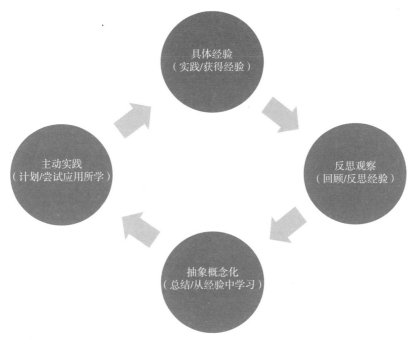

图5-1 学习周期理论

（二）最近发展区理论

职业素养与临床技能的培养都需要分阶段、分层次进行，而非一蹴而就。这要求教师了解并结合学生的现况，制订不同阶段的职业素养学习目标，并配备相应专业人员进行指导。利维·维果茨基（Lev Vygotsky）提出的最近发展区理论（zone of proximal development）认为学生的发展有两种水平：一种是学生的现有水平，指独立活动时所能达到的解决问题的水平；另一种是学生可能的发展水平，也就是通过教学所获得的潜力，两者之间的差异就是最近发展区（图5-2）。该理论提示教育者应关注学生的最近发展区，为学生提供超越其现有能力的任务，并获得教师的协助和指导。当然，这些任务必须结合学生的现况，任务的难度也不宜过高以至于超出学生的最近发展区。当学生通过学习提升能力后，教师应逐渐撤除协助和指导，以促进学生达成个人的学习目标。在此基础之上，教师为学生设定难度更大的任务，不断提升学生的个人能力。该理论还提示我们教师在培养职业素养过程中具有重要地位，不仅在于他们起到的榜样作用，更需要强调他们对学生职业素养的评估，设定适合不同阶段学生的学习任务，同时引导学生完成任务，在教学反馈和促进学生反思实践经验中发挥作用。

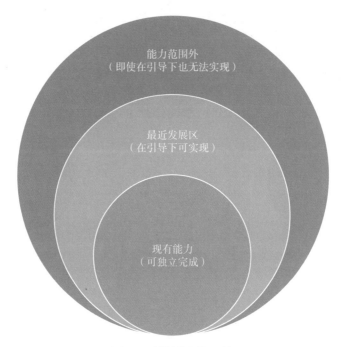

图5-2 最近发展区理论

（三）胜任力级别理论

在德莱福斯兄弟（Stuowt E. Dreyfus 和 Hubert L. Dreyfus）提出的胜任力级别（levels of competence）中，将学生通过指导和实践经验获得能力的过程分为五个阶段，即新手（novice）、进阶初学者（advanced beginner）、胜任者（competent）、精通者（proficient）和专家（expert）（表5-3）。职业素养作为医学专业人员的胜任力之一，其培养也可参考这一概念，明确不同阶段职业素养的学习目标，确定职业素养的教学内容和评价标准。刚入学的医学生可被视为新手，他们可以记忆职业素养的原则和具体要求，但不知道如何在临床中运用这些原则，更难以应对临床实践中的复杂情况。高年级医学生可被归为进阶初学者，他们对临床情境有初步认知，初步掌握与患者沟通的方式和应关注的内容，可从经验中学习职业素养。实习生和住院医师处于胜任者阶段，他们开始接触更多的临床情境，能够将职业素养的原则和要求应用在相对标准的情境中，但当遇到复杂多变的情况时则需要指导教师的协助。精通者阶段，医生逐渐形成一种熟练处理大部分职业素养问题的能力。专家阶段，医生学会在错综复杂的临床环境中快速识别出具体问题并将其分类，将职业素养内化为直觉并依此行动。当新的情境不适用于头脑中已有模型时，医生会放慢脚步并进行即时调整。

表5-3　德莱福斯兄弟胜任力级别

阶段	特征	如何处理知识	对相关内容的识别	如何评估情境	决策
新手	严格依据所学规则或方案行动 缺乏对环境的感知 没有酌情判断	不考虑情境	无	分析	理性
进阶初学者	基于特征的行动方案 环境感知能力有限 所有情形都分别对待并给予同等重要性	考虑情境			
胜任者	可处理多项任务 可以从长远看待问题 有意识深思熟虑地计划 标准的和惯例的程序		有		
精通者	全面看待问题而不是只看局部 识别出当下最重要的内容 感知到当下与一般情境之间的差异 决策没有以往吃力 结合情境使用准则框架作为行动指引			全面	
专家	不再依赖规则、指南或箴言 基于深层心照不宣地理解从直觉上把握情境 仅在全新的情境中使用分析路径				直觉

（四）刻意练习理论

在职业素养方面成为专家必须积累众多经验，这提示我们在职业素养教学中，让学生在真实工作情境中学习十分重要。但是，大量的临床经验并不能确保医学生和医生具备良好的职业素养。安德斯·埃里克森（Anders Ericsson）指出，获得专家级的胜任力需要个体不断进行刻意练习（deliberate practice）。刻意练习有以下四个特征：明确的特定目标（goal）、专注（focus）、反馈（feedback）、超越舒适区的重复练习（hardwork）。这些胜任力中毫无疑问也包括职业素养。埃里克森强调在胜任力方面的提升是阶梯性的，在处于某一能力阶段时，学习者自己需要有意构建或寻找超出目前自身能力之外的情境，以此实现超越当下自身的目标。这提示教师在制订职业素养教学计划时，首先，应承认职业素养可被教授，不应以学生没有天赋为由而将学生排除在职业素养教育之外。其次，职业素养教育应当是阶梯式的。教学的场景无论是模拟或真实情境，除强化学生已具备的职业素养之外，更应设定新的情境，鼓励学生介入更复杂的临床情境，而非重复学生已经掌握的内容，或让学生简单地重复同样的工作。再者，在新情境下专业人员的指导和反馈十分重要，尤其在复杂情境下，需要有在临床胜任力上处于高级阶段的人员参与到教学中，无论采取正式课程亦或是非正式课程的方式。

二、学习模型

通过对以上教育理论的了解，有助于教师进行职业素养课程设计。职业素养与其他基础和临床课程都是医学教育的重要组成部分，如何有机地将这些要素融合在一起是医学教育者面临的另一个挑战。了解基本的学习模型有助于将职业素养课程融合到现有课程或培养体系中。以下介绍的学习模型是开发以学习者为中心教育的基础，也是在实践中学习职业素养的重要基础与依据。

（一）经验学习

科勃（Kolb）的学习周期理论为培养职业素养提供了十分有用的理论框架和教学模型。在与其他认知学习理论的对比中，科勃着重强调了经验的作用。读者可以通过以下示例感受如何将经验学习模型应用于具体实例。

教学案例：应用科勃的学习周期理论对刚刚接触医患沟通的医学生传授有关患者隐私保密的职业素养要求。

1. 计划　让学生就各自对隐私保密的看法，以及如何应对隐私保密问题进行头脑风暴，激发先验知识，为任务提供应对框架。

2. 实践经验　学生在设定好的有关患者隐私保密的情境中与标准化病人进行沟通，例如患者向医生透露重要的隐私信息并请求医生不要和医疗团队其他成员、患者家属透露，这涉及沟通技能、专业行为和伦理学等内容。

3. 理论化　教师指导下的小组讨论，通过反馈和讨论为学生提供探索和感受专业态度与行为的机会。

4. 反思　教师点出指导原则中有关伦理实践的内容，将实践与有关隐私保密的伦理和法律内容进行关联。

5. 主动尝试　"我学到了什么？""下次遇到类似情况我将如何应对？"让学生为下一次实践做好准备，并对本次内容进行评价。

（二）反思

反思是学习职业素养的理想方式，它可被界定为"带有目的或预期结果的心智过程"。该方法可用于没有明显单一解决方案，相对复杂且缺乏结构化理念的情境。在上面有关隐私保密的示例中，学生身处是否向医疗团队其他成员和家属透露患者信息的两难境遇，学生可以反思对该问题可能的多种回应并预判相应后果。

反思可分为行动中的反思和对行动的反思。前者是指在行动的过程中一边采取行动一边进行思考。后者则是指对已经发生的事情进行反思。在培养职业素养过程中两种都很重要，尤其是对隐性课程中不符合职业素养行为的反思。其中，对行动的反思可以更好的将职业素养教育融入培养方案或课程体系中。该方式可以提供一个相对临床而言更安全的讨论环境，并提供更广泛地评估专业行动或机构价值的视角。例如当学生在临床中看到医生的行为并质疑其可能违反职业素养时，可以在临床环境之外（如教室）通过小组讨论的方式反思该行为，思考符合职业素养的行动应是什么，医生的实际行为为何与职业素养相悖，以及如果学生面对同样问题会如何行动等。

（三）情境学习

为了使学生在实践中体现职业素养，必须将实践经验嵌入课程之中。情境学习是一种在结构化学习环境中伴随引导学习的标准学徒制模型的加强。情境学习基于这样的假设，即知识是基于情境的，并从根本上受活动、其所应用环境和文化影响。在将学生从普罗大众转化为医学专业共同体一员的过程中，情境学习理论被一些学者视为最有效的方法论。这类理论可通过将教学融入真实活动中来弥补"知道"与"知道如何做"之间的裂痕。这提醒我们应当在明确教授某项内容，与所学知识在真实情境中的运用间进行平衡。

情境学习可以分为模拟和真实两类。前文列举的有关隐私保密的教学示例属于前者，而在临床真实环境中的学习则属于后者。在临床中，情境学习路径的核心理论基础包括勒夫（Lave）与威戈（Wenger）提出的"合法的边缘性参与"（legitimate peripheral participation）和威戈随后提出的"实践共同体"（communities of practice）。这些理论强调学生在共同体工作情境中学习，通过观察、实践，以及与专家和同伴的互动获得和提升专业能力。学生首先在教师的指导下通过有限的实践进行学习，当学生具备更多经验后，他们可以参与到共同体的工作之中。这提示我们医护人员是职业素养教学中不可或缺的成员。人际间、人与共同体之间会相互影响，在职业素养教学中，通过情境学习不仅能使学生的行为发生变化并更具胜任力，还可能改变同伴、其他医护人员的行为和机构政策，促使医学共同体重新思考职业素养的内涵与外延。

情境学习的概念和解读有多种，为了将职业素养融入课程体系之中，可参考如下原则：①学习与认知是基于情境的；②学习目标的达成是通过共同参与过程实现的；③认知是社会共享的。

这些原则源于弗雷德曼（Freedman）和亚当（Adam）提出的"衰减真实参与"（attenuated authentic participation）理论。他们认为学生从大学走向工作岗位时，不仅需要学习新的知识，更需要掌握如何学习这类新知的方法。他们指出，当学习所围绕的任务是真实存在的，则学习将最为有效。这提示教师，当学生参与到临床相关的任务而非引导式的课堂活动中时，学生可能会更有效的养成良好职业素养。当设计职业素养课程时，非常重要的一点是区分学习发生的地点。当学生进入到真实临床环境时，他们不得不在新情境中再次学习有关职业素养的内容。相较于课堂教学，他们将经历更为随机、不可控的行为榜样。需要强调的是，鼓励临床教学机构中所有成员践行共识性的职业素养定义十分重要。此外，必须为学生提供契机，以讨论他们在临床中观察到的各类职业素养行为、复杂的人际关系，对行为进行反思并思考今后将如何行动以符合职业素养。这有助于学生有计划地通过观察和分析他人行为来学习和塑造自己的职业素养。教师需要为学生的学习路径转化做好准备，即从课堂到临床真实环境的转变。

三、正式课程、非正式课程与隐性课程

在职业素养教育中，关于课程形式的争论一直存在。一些教师认为职业素养难以教授，只能通过非正式课程和隐性课程进行培养。但越来越多的医学教育者强调职业素养可以有目的的传授，并强调正式课程的重要性。为了使教师更好的设计职业素养课程，对课程形式的了解十分必要。此处对三种课程形式的定义及其关系（图5-3）进行简要介绍，本章第三、第四节将对这些课程形式进行更为详尽的阐述。

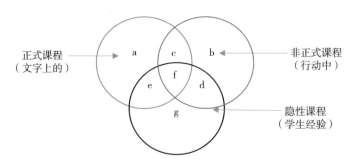

图5-3　正式、非正式与隐性课程及其关系

注：a. 永远不会成为行动的意图；b. 课程方面，在行动中呈现，但无目的性；c. 有目的性，且在行动中呈现；d. 学生的课程经验，无目的性；e. 非正式课程学习，无目的性；f. 有目的性并转化为行动；g. 隐性课程。

（一）正式课程

医学院校的正式课程由培养方案、课程目标、课程计划和课程教材等组成。它包含了教授们心中希望教授且学生希望学习的内容。正式课程常发生在教室和临床前阶段。

（二）非正式课程

在正式课程之外，非正式课程包含了多样的内容，如病房轮转，通常没有正式的教案或文稿。非正式课程常发生在临床培训阶段，是一种人际间的教与学，常发生在医务人员与学生，以及不同层级的学生之间。非正式课程的学习内容可能和正式课程一致，也可能不一致。

（三）隐性课程

隐性课程是医疗机构框架和整个医学文化对个人的一系列影响，特别是在价值观和行动原则上。隐性课程是可被学习到，但不会被直接表述的内容。这些内容可能与正式课程的主旨相同也可能相反，一些学者认为隐性课程有可能会对学习者的发展造成负面影响。

四、结语

所有有关职业素养的教育理论告诉我们，职业素养教育绝不能只停留于课堂，也不能仅通过隐性课程或非正式课程传授。教师应基于这些理论将职业素养教育有意识地贯穿医学生和住院医师培养的全过程之中，融入课堂教学及临床实践，弥合理论与实践之间的裂痕。

（张　迪）

第三节　职业素养正式课程

进入21世纪，医学教育正在经历第三次变革，"以胜任力为导向"的教育理念已成为国际医学教育的主流。越来越多的证据表明，医生的职业素养不是一种与生俱来的品质，而是医生应具有的一系列知识、能力和态度，是可被教授和学习的综合素质和胜任力。培养合格的医学生不能只单纯局限于训练他们掌握临床思维、传授医学专业知识和操作技能，更应该注重培养其终生学习的能力、自我管理的能力、跨团队合作的能力等符合医学职业素养核心价值的综合素质。国内外研究均表明，现代医学教育必须将职业素养纳入正式的课程体系中，培养医学生的全面综合素质。

一、开设职业素养正式课程的必要性

成为一名合格的医生是一项复杂的任务，因为医生不仅需要掌握复杂的知识体系，同时行为举止又要符合职业素养的要求，能够在动态多变的医疗环境中，在多元化的患者交往中，展示自己的临床能力。职业素养概念的复杂性导致目前并没有形成一个最佳方案来教授职业素养。很多传统医学院校的课程体系中并没有一门叫"职业素养"的正式课程，这并不是因为它不重要，而是因为传统观念把职业素养的教授责任更多地赋予了隐性课程。传统的教学观念中，职业素养的核心内容，包括如何培养对医学职业的热情和责任感；如何表达对病患的同情与关爱；如何培养团队合作和交流沟通能力；如何形成终身学习的意识和能力等，只能放在课外活动中熏陶，更多地需要依靠诸如榜样学习的作用。隐性课程在职业素养教学中固然是非常重要的，但仅仅依靠隐性课程是远远不够的。

培养医学职业素养和培养其他临床技能一样，是一个需要分阶段、分层次进行的过程，要从认知基础开始，明确教授什么是职业素养，然后学生通过体验式学习来强化和内化，最终达到知行统一。也就是说，医学生和住院医生需要了解职业素养的要求和规则，然后在工作中遵守要求和规则，最终实现在面对复杂情境时能平衡冲突，作出正确的行为。这些都要求医学教育者设置专门的课程，使职业素养培养规范化、连续化、常态化。职业素养课程旨在将医学实践的价值观置于医学培训各个阶段的中心位置，并将职业素养的核心内容成为评估标准以引起师生的共同关注。

二、职业素养课程设立的原则

不同于传统医学课程集中于对生物医学科学原理的阐述，职业素养正式课程在很大程度上受学习者所受的教育和临床环境的文化及氛围的影响。隐性课程有可能强化或者弱化正式课程的影响。职业素养教育专家提出一系列原则，来保证正式课程和隐性课程的一致性及同步性。

首先，职业素养的定义应该在整个机构中保持一致并广泛传播，需要用日常工作中可见的一系列行为来规范职业素养。通过这些可被教与学的特定行为，增加职业素养的实践性和相关性。由于医学职业素养的复杂性，虽然有医师宪章的基本准则指导，但具体到行为细节，各国、各地区，甚至各机构都有差异。举例来说，对于患者的病情告知，西方更注重患者的自主原则，强调医生应和患者本人沟通病情；而在东方，受儒家文化影响，倡导家庭、社会的和谐相处，家属改变患者的知情权是符合大部分人的价值观的。再比如，以患者为中心是职业素养的基本准则，但不同的医院对于医生的职责有不同的要求。有的医院实行住院医生24小时在岗制度，当你的患者有病情变化时你需要随时到岗处理，哪怕那天是你的休息日。而大部分医院则实行住院医生倒班制度，如果在你的休息日你的患者有病情变化，可以由值班医生帮你处理。医生需要根据所在医院的要求平衡工作和生活的矛盾。因此在设立职业素养正式课程前，需要在机构内对职业素养有共识，明确定义职业素养，制定符合职业素养标准的行为规范和准则。

其次，职业素养正式课程需得到机构领导层的大力支持。医学院和医院的领导层必须首先认识到职业素养的重要性，并公开表示支持。设计良好的职业素养正式课程应该跨学科并贯穿医学教育的全程，需要机构领导层赋予课程负责人相应的权力，并给予人力和物力资源的支持。

最后，职业素养课程深受医学机构内部环境及医疗健康系统大环境的影响。文化制度有可能帮助课程顺利进行，也可能颠覆学生在课程中学到的良好职业素养。因此改善教学环境和医疗环境是保障职业素养课程顺利开展的重要因素。学生需要看到职业素养的核心内容在他们工作和学习的整个系统中有所体现，这意味着不仅要在医学院校建设良好的职业素养环境，还需要改善医疗保健系统的大环境以利于提高学生的职业素养。

三、职业素养课程开发步骤

一门正规的课程包括了教师认为学生应该学习的知识，教师用来帮助学生学习的方法，以及教师用来评估学生和课程的工具及策略。像其他课程一样，职业素养正式课程的开发也需要采取结构化的方式。医学课程开发最常用的模式为美国科恩（Kern）教授提出的六步法模式。该模式强调分析教学对象的需求，设计和执行适当的教学策略，并评估效果以达到教学目标。其理论基础包括四个方面：①教学计划拥有的目的或目标；②医学教育者具有的专业义务，以满足他们的学生、患者及社会的需求；③医学教育者应该对教学行为所产生的结果负责；④以合理且系统的方法去开发课程将有助于达到教学目的。

课程开发六步法具体分为以下步骤：问题确定和一般性需求评估、目标人群需求评估、课程目的和目标的设立、课程策略的制订、课程实施、评价和反馈（图5-4）。

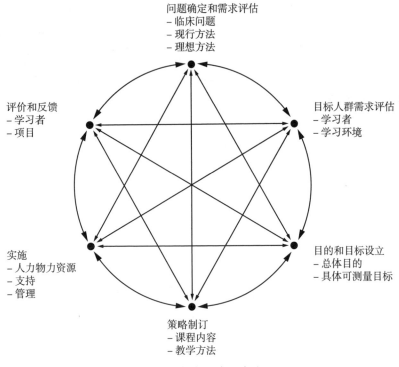

问题确定和需求评估
- 临床问题
- 现行方法
- 理想方法

评价和反馈
- 学习者
- 项目

目标人群需求评估
- 学习者
- 学习环境

实施
- 人力物力资源
- 支持
- 管理

目的和目标设立
- 总体目的
- 具体可测量目标

策略制订
- 课程内容
- 教学方法

图5-4 课程开发六步法

四、职业素养课程结构和教学方法

职业素养内容丰富，涵盖面广泛，涉及历史、伦理、法律、社会、沟通、公共卫生、经济、政策、职业发展等领域，体现出跨学科的特点。职业素养的技能需长期持续发展，就像医生不断学习新的诊疗方法一样，学生需要在学习过程中不断提升自己的职业素养。因此我们推荐医学职业素养课程设计的两个特征：垂直和整合。所谓垂直就是课程贯穿整个医学教育过程，从学生进入医学院校之初到踏入临床开始实习再到开始住院医工作，在不同时期均有课程覆盖，符合不同阶段学生的学习特点。比如在医学教育的初期，通过早期接触临床帮助学生了解医学、了解医院、了解医生职业，培养职业的认同感。当学生进入临床有一定实践经验时，通过沟通培训、案例讨论等培养医学职业所需要的个人特质，体会医学和其他学科错综复杂的联系。整合则有两方面的含义：一是多学科交叉融合，比如课程由临床和公卫、伦理、法学、哲学等不同学科背景的师资共同承担，体现职业素养跨学科的特点；二是和其他基础课程及临床课程的整合，在医学教育培训的其他课程中融入职业素养的内容。

职业素养是公认的难教难学的教学领域，需要在教学方法上进行改革和突破，倡导"以胜任力培养为导向""以学生为中心"的教育理念。常用的教学方法有以下5种。

1. 小组学习 小组学习一直是临床教学的传统方法之一，它的益处包括主动学习，参与度高，更好的师生互动，增强学生学习、沟通、团队协作、表达等全方位能力的提高。在职业素养教学中，运用小组学习及讨论，设计紧密联系临床的实际案例，能提高学生的能力，促进知识的转化和应用。

2. 标准化病人的情景模拟教学 情景模拟教学是一种为了达到既定教学目的，从教学需要出发，制造或创设与教学内容相适应的场景或氛围，引起学生的情感体验，从而引导学生快速、正确地理解教学内容的教学方法。与标准化病人联合应用的情景模拟教学尤其能提升受训者的医患沟通技能，非常适用于职业素养的教学。

3. 基于问题导向的学习（PBL） PBL教学中老师从传授灌输知识的专家转变成为学生独立学习的促进者、评估者，从关注"怎么教"转变为"怎么学"，引导PBL小组学生从案例中发现问题、提出假设、自主学习、解决问题，真正成为学习的主人。

4. 影视教学法 很多影视作品中涉及医学人文、医学伦理等内容，运用与教学目标紧密相关的影视作品片段进行教学，可以更好地激发学生兴趣，引发思考与辩论。

5. 体验式学习和反思 在行为中反思和在行为后反思一直被认为是培养职业素养的重要方法，比如观察或体验某事件后进行反思写作和讨论。反思既是一种教学方法，也是一种评价方法。老师需要为学生反思练习设定目标，并创造支持非批判的环境及时评价反思。

教学方法需要和教学目标相一致，也需要根据不同学生的学习习惯和风格进行调整，由于职业素养教学的复杂性，在课程中综合运用多种教学方法是必然的。联合应用多种教学方法能增加学生有效学习的可能性，强化学习过程并避免不必要的重复。

五、课程实例：北京协和医学院4＋4医学试点班职业素养课程介绍

北京协和医学院2018年启动了4＋4新型八年制医学教育模式探索。2019年开始以此模式招收临床医学改革试点班，在全球范围内招收学科基础宽厚、热爱医学、个性心理特征适合学医、具备成为卓越医生潜质的优秀本科毕业生，以培

养具有多学科背景的高层次拔尖创新医学人才。此模式含本科教育4年（在全球任何一优秀综合大学完成，无专业限制但有一定学分限制），医学院教育4年（在北京协和医学院完成），故名4＋4。试点班在医学院阶段的整体课程设置：第一年为器官系统为基础的模块课，第二年为临床课程和见习，第三年和第四年为临床实习。医学职业素养课程为约200学时的必修重点课程。

1. **职业素养课程体系的总体目标** 课程总体目标为培养思想品德高尚，具有医学职业素养核心价值观（以患者为中心、诚信和负责、公平公正分配资源、追求卓越）及较高综合人文素养的复合型高层次卓越医学领军人才。

2. **职业素养课程内容体系结构** 课程体系结构的两大特点为纵向贯通式设计及模块化结构。纵向贯通式课程将贯穿学生医学院的1～3年，覆盖整个临床前及临床阶段。模块化结构将打破学科界限，根据医学职业素养的核心价值，涵盖医学史、公共卫生、医学伦理、沟通学、营养学、医学法律、医疗安全与医疗质量、医疗政策、全科医学、医学职业发展等学科内容。模块内容设计以临床为导向，从临床问题出发。具体模块结构包括：①医学发展历史与展望；②临床早接触，认识医生、患者与医院；③疾病与生死，医学人文电影赏析；④公共卫生与社区医疗；⑤医患沟通技能培训；⑥医学伦理与法律；⑦在医疗系统中工作；⑧身心健康与职业发展。

3. **职业素养课程教学方法与实施** 课程整体教育教学策略符合4＋4新型八年制医学教育模式强调的以学生为中心，强调自主学习，培养学生终生学习的习惯。研究证实传统的课堂教学方法不是医学职业素养教学的最佳方式。因此本课程70%以上为非课堂教学，主要采用以真实临床案例为基础的小组学习、标准化病人的情景模拟教学、以问题为基础的教学、影视教学、研究式学习、体验与反思写作等多种教学方法。

4. **职业素养师资队伍建设** 打破了国内医学院校职业素养相关课程大多由非医学背景的人文社科专业的教师承担的现状，建设一支由各专科临床医生、医院管理人员、公共卫生医生、人文教师等多学科背景的教师队伍。对承担职业素养教学的临床医生进行相关的教育学、心理学、医学伦理学、公共卫生等交叉学科的理论培训，有助于提高临床医生的综合素质，对改善医院的文化和氛围，提高医疗质量也有促进作用。临床教师作为职业素养教师主体有着不言而喻的优势，符合课程以临床为导向，以能力为导向的宗旨。

六、结语

职业素养是一种可以被教和学的能力，是医生胜任力之一。在教学理论的指导下，将职业素养培养纳入正式医学教育课程中，在医学院校和机构开设和发展职业素养正式课程必要且关键。正式课程需覆盖医学教育的不同阶段，以公认的概念为基础，涵盖职业素养复杂的内涵。在教学中运用多样化的教学方法，注重能力培养，为学生提供实践和反思的机会。职业素养培养中，正式课程的重要性是无可争辩的，但仅靠正式课程也是远远不够的，一门真正成功的正式课程必须同时关注到非正式课程和隐性课程的影响。

（黄晓明）

第四节　职业素养隐性课程

职业素养是医学生和住院医师的核心胜任力要求之一。由于既往思政教育在医学院校受到的轻视以及教学中存在的不科学性，职业素养常被学习者先入为主地认定是一些抽象的概念或者脱离实践的原则。因此传统的课堂授课阐述职业素养的核心价值常被医学生或者住院医师所抵触，他们经常会误以为自己已经清楚了解或正在应用正确的态度来对待患者。而实际上职业素养在医疗体制和机构环境中的呈现远比课堂传授的理论复杂得多，所有学习者都难以仅仅依靠内心的方向感就能熟练应对临床实践中的职业素养挑战。只有像学习病史询问和体格检查等临床技能一样，不断练习才能得到提高。隐性课程是在正式课程之外，会被学习到，但不会被直接表述的课程内容，其隐藏于医学组织结构和社会文化背景之中，深刻影响着学习者的价值观和处事原则。相比仅有少量课时的正式课程，学习者会有大量时间在医学环境中接触、识别和学习到人际交往、群体实践和文化传递。有效识别职业素养隐性课程，并解决隐性课程中的发现与正式授课所学之间冲突，对学习者是非常必要的，也是在临床中真正具备职业素养的重要基础。

一、什么是隐性课程

隐性课程的概念于20世纪60年代被正式提出，曾被称为无形课程、隐含课程、潜在课程等。指在学校环境中，在教学计划外，以非课堂方式传授的教育活动的总和。隐性课程由教育者以特定的方式呈现，通过受教育者无意识地、非特定地心理反应发生作用的教育影响因素。医学院校隐性课程是隐性课程在医学教育领域的分支，也是为了帮助学习者理解复杂医学学习环境中众多存在潜在矛盾的信息而强调的一个概念，是培养医学生和青年医生职业素养的重要途径。其传递给医学生价值观、态度、信仰、情感等非学术性内容，可显著影响学习者的认知领域，对其身心发展产生重要的教育作用。日常生活中有数不清的隐性"潜规则"施加显著影响的例子。如在一个习惯排队有序上下车的城市里，插队冲上车是对所有排队人的不尊重，会引起公众的一致指责。但相反，在一个习惯蜂拥而上的城市，还顽固坚持排队上车也是无法持久的，甚至可能沦为众人的笑料。隐性课程不是传统正式课程的附属品，而是并列于正式课程的独立课程体系，是完整课程教育不可或缺的一部分。正式课程的授课空间受限于教室或者课堂之内，需要具有明确的授课方案或计划，主要传授方式多为老师对学生的单向传输，传授的是知识和技能。隐性课程的空间则可以扩展到整个医学院校和医疗机构，甚至可以在更大范围内开展。

隐性课程的研究借助了哲学、社会学、人类学、心理学、文化学和美学等多学科的理论和方法。如隐性课程通过暗示、模仿、感染等心理方式影响学习者，因此相关心理学原理能很好地解释隐性课程作用于人的机制和过程。而教育人类学指出人的特点之一是具有可塑性，因此学习者的周围环境文化，作为隐性课程的重要部分，可以一定程度影响和改变学习者的个性品质。和谐的环境，带教老师亲切的语言，具有职业素养的榜样行为，医学院校的历史文化，都让学习者受其影响，进而产生独特的心理体验，接受这种"教育"带给自己世界观、人生观、价值观的影响。

与传统的正式课程相比，隐性课程有一系列不同的特点。首先，它具有暗示性和内隐性。与教学大纲或教学计划中精心安排、目标明确、内容全面的正式课程不同。暗示指人与人之间、人与环境之间未意识到的刺激的影响作用。首先，其对人的影响比理智可能更加明显。个人的很多道德观、道德规范的形成并非都是有意识教育的结果，也是长期地不知不觉地受到他人和环境影响形成的。正如在2019年底，武汉暴发新型冠状病毒感染疫情，在危急时刻，全国各家医疗机构响应党和国家号召，众志成城，多支医疗队冒生命危险赴鄂抗疫并成功控制了疫情。医务人员展现出的以患者为中心，救死扶伤，爱岗敬业，恪尽职守，勇敢牺牲精神是对职业素养的最佳诠释。其次，其影响具有持久性和稳定性。很多时候正式课程的知识内容很容易被遗忘。但由于隐性课程是通过周围物质环境、机构的文化和传统等长期熏陶使学习者习得的，因此往往能形成某些稳定的个性心理品质。正如中国现代多位知名大医提及在北京协和医院接受住院医师培训时，都讲到的"熏"出来的协和住院医，也是隐性课程对个人行为方式、价值观等持久性影响的结果。最后，隐性课程的影响具有动态性和辩证性。它不是一个设计安排明确的正式课程，而是一个动态变化的开放环境。学习者在这个环境中基于自身情况辩证地、却也是无意识地习得，其影响可能是积极的，也可能是负面的。但也因此更能凸显教学的广泛性和灵活性，可由教育者充分利用一切可以利用的教学资源与教学形式来实施。尽管隐性课程教育的最终结果具有非预期性,但是通过科学的顶层设计可促使学生最大可能地朝向预期教育目的发展。

二、职业素养隐性课程的识别

一般而言,高等医学院校职业素养隐性课程由几个主要组成部分构成。

1. 在正式课程中隐藏的隐性课程 如教材选用、教学活动方式、老师的榜样作用、师生关系、课堂气氛中都可反映出其中的文化价值、态度、习惯等。

2. 医学院校环境所构成的隐性课程 如医院或校园内的文化设施和主体建筑。

3. 医学院校组织和运作机制构成的制度性隐性课程 如特定医院或学校的教学理念,管理结构,教育组织形式,教育传统和习俗等。

4. 医学院校的精神氛围 它深刻、稳定地体现了校园群体的共同价值观、理想和情操。"协和"之所以能享誉中外,一个非常重要的原因就是北京协和医学院和北京协和医院在长期的历史过程中形成了其独特的精神文化氛围。

但长期以来,我国高等医学院校对隐性课程认识相对不足,误将隐性课程等同于社团活动、人文讲座等。也有部分院校会认为其仅仅是医院或学校的文化设施和制度建设。这种认识和关注不足往往导致在医学院校的课程建设中,更注重知识和技能的传授而忽略了职业素养隐性课程的系统性建设。即使有一些院校开设了医德思政等职业素养正式课程,但因为选取了说教灌输式的教育方式和记忆力考核,导致对学习者的职业素养提升没有起到应有的作用,教学效果普遍不理想。

当今医学教育学习者们接触到的学习环境通常是一个复杂多变社会的缩影,会让学习者的价值观持续受到潜移默化的影响。职业素养正式课程内容与隐性课程影响之间的冲突在现实中随处可见。对此,学习者并非一无所知。他们在内化和形成自身职业素养认知和品质的过程中,往往不断受到这种冲突的影响。临床轮转中,学习者们会很快意识到当上级医师、科室等环境条件变化时,很多非正式规则也在变化。这可能就会要求他们更为灵活掌握不同环境中产生的隐性规则,并协调自身应对这种变化与正式课程所学规则之间的冲突。因此,有效识别职业素养隐性课程的存在是认识和理解目前医学教育和正式课程的不完善性,增强人文素养,解决职业素养挑战的重要环节之一。

三、隐性课程教学实例——解决职业素养隐性课程与正式授课所学的冲突

隐性课程可能没有明确的授课计划,但应具备清晰的实施方案。其开展方式

不限于讲授，任何包含教育因素的形式均可进行。其实施内容可以广泛、发散，成效主要体现在对学生潜在的身心影响。对隐性课程的识别是解决隐性课程与正式课程之间冲突的前提条件之一，而充分加强临床教师与学生，以及学生之间的沟通互动则是促进达成职业素养隐性课程教育效果的关键途径之一，也是见效相对较快的途径之一。因为隐性意识形态的传递、显性知识与隐性知识之间的转化都是需要长期维持的过程，而这种师生间，学生间的互动是保障这一过程顺利进行的主干桥梁。对于隐性课程的效果评估不应局限于学生具体学到了什么，还应看到学生培养了怎样的学习习惯，以及学生能否以正确的态度运用所学到的知识、技能，成为真正意义上的高素质人才。

小董是一名八年制医学生，目前正在内科进行轮转培训。平时他的功课成绩优秀，也经常会有自己独立的判断与思考。但今天上午的查房却让他感到失望和沮丧。针对一个近期频发心绞痛，却同时发现了结肠癌的患者，他与上级医师的治疗想法产生了明显的分歧。小董举了很多文献证据来证明他的想法，但最终病房主治医师仍然没有同意小董的治疗想法。小董坚持认为自己的治疗意见是正确的，并产生了希望将现在这一情况告知患者和家属，让他们拒绝主治医生的"错误"治疗意见的想法，为此，他感到纠结与矛盾。类似这样隐性课程带来的冲突在临床中毫不鲜见。有时一些困难情况，即使教师自身也未必能妥善处理。在小董的案例中是有一些选项的存在的，比如临床上多数学习者会接受"上级医师都是对的"这一隐性规则。因此将这一分歧搁置，而按照上级医师要求进行诊治。也有情况是学习者可能会希望跟上级医师进行更深入的沟通和讨论，了解自身决策的问题所在或者有无其他背后的原因。甚至，如果他觉得上级医师的决定真的是错误决定，可以选择向医院管理机构举报可能给患者带来伤害的违规行为。但有时也会有较为极端的情况出现，比如忽视可能给患者诊疗过程带来心理影响，而将诊疗决策冲突直接暴露给患者及家属。这种极端情况的发生并不意外。医院的临床环境是一个充满超乎寻常压力的环境，这门专业也对学习有比较严苛的要求。学习者往往存在一定程度的抑郁和焦虑情绪，甚至有些学习者会有类似于战争创伤的心理状态。毫无疑问只有在这一压力下适应规则才能更好地承担起未来治病救人的重担。在试图揭秘和很好解决隐性课程冲突中找到平衡并不容易，因为有时在复杂情况下，本身诊治决策就是艰难而缺乏循证依据的。在上面的病例中，我们可能需要一方面，充分解析病例的具体情况，来讨论治疗选择的得失，另一方面，从管理和医疗专业的宏观角度，解释为何会出现"服从上级医师"，从而产生绝大多数情况下正确，并可能让患者最大获利的"潜规则"。一旦学习者被隐性课程带来负面影响，将会产生严重的隐患。因此当教师在临床上发现传授隐性课程的机会，就应立刻抓住，做积极、正面的尝试。这也是对教师能力的一种培养。

四、结语

在当代社会，科学技术的飞速发展深刻地影响着医疗领域。在带来一系列医学诊断、治疗和预防的重要技术手段的同时，也为医学伦理、医学人文等领域带来大量的挑战。我们越来越认识到高超的医疗技术必须与良好的职业素养相结合，才能真正培养出一个具有核心胜任力的合格医生。职业素养的培养单纯依靠正式课程很可能效果不佳。充分利用隐性课程的功能，寻求隐性课程与传统课堂教学的结合，才能更好地培养新时代合格的医学人才。

（焦　洋）

第五节　职业素养评价

正如许多研究表明的那样，医学职业素养是医学实践的核心，因为它与医患关系、患者满意度、医疗保健从业人员的职业满意度甚至医疗质量的改善密切相关。职业素养的核心组成部分要求医学专业人员实践以患者为中心的理念，诚信公平，在患者和公众之间实现信任，在各自领域追求卓越。尽管评价医生的职业素养面临着许多问题，但是相关专家均认为"对学生进行职业素养教育，如果缺乏科学的评价工具，就不可能对成效作出有效的回答"。根据教学目的和目标人群开发和使用适当的工具来评价医学职业素养是医学教育工作者面临的挑战。

一、职业素养评价的必要性

在任何教学项目中，评价都是不可缺少的部分。通过教学评价，教师可以了解自己的教学目标设定是否合理，教学方法运用是否得当，从而调整教学策略，改进教学措施。了解学生存在的弱点，为学生提供有针对性的反馈信息。对于学生而言，正面的评价可以激发学习积极性，负面的评价则能帮助学生看到自身的差距，发现错误并寻求改进途径。对于职业素养教学来说，评价的目标应该是奖励好的职业行为，提高所有学生的职业素养，找出少数表现出职业素养缺陷的学生，并予以补救和改进。评价体系中，职业素养的师资也非常重要，除非教师接受培训，以发挥对学生的职业素养发展至关重要的榜样作用，否则即使是最好的评价策略也会受到损害。职业素养教学的最终目标除了提高学生的综合素质，更希望加深"提高职业素养是所有医生的发展目标"这一理念，改变医学院的文化氛围，提高医疗质量。

职业素养评价尤其要重视形成性评价。形成性评价从被评价者的需求出发，重视学习体验和过程，更关注日常表现，强调能力培养，重视反思和反馈，体现职业素养纵向发展的特点。

二、职业素养评价的困难之处

首先，医学职业素养是一个复杂的多维结构，对职业素养的理解因时间和文化背景而异。虽然关于职业素养的主要原则已有共识，但各方面的具体内容和各自权重依然存在争议。比如美国的ACGME能力要求、加拿大的CanMEDS、我国的中国本科医学教育标准、中国住院医师培训精英教学医院联盟住院医师核心胜任力框架共识，对于医学生或住院医师核心能力的职业素养部分表述就有一定差异（表5-4～表5-7）。具体定义的复杂和差异是造成职业素养评价困难的原因之一。

表5-4　加拿大皇家医师协会提出的CanMEDS框架职业素养能力要求

核心能力	具体内容
以合乎伦理的行为展示对患者、职业和社会的态度	在职业中恰当表现出职业素养行为，如正直、同情、忠诚、尊重和奉献 表现出能持续提供优质服务和提升能力的素质 合理应对和处理医患之间的道德问题 采用恰当方法化解利益冲突 了解患者隐私权 和患者保持适当的距离感
通过职业素养要求下的自我调控展示对患者、职业和社会的态度	理解执业中的规章制度、法律和道德要求 达到行医过程中自我调整和法律责任的要求 对自身的不断调整负责任 对他人的不当行为有所回应 参加同行审议
表现出自身健康和持续工作的态度	平衡个人生活和工作，保证健康工作 致力于自身和职业方面的自我提高 发现他人需求并作出合理回应

表5-5　美国毕业后医学教育认证委员会（ACGME）提出的住院医师职业素养能力要求

职业素养能力要求	具体内容
教育项目需要将职业素养能力要求纳入课程中，要求住院医师在执业过程中表现自己的责任心，时刻牢记道德准则	同情心，正义感和对他人的尊重 将患者的要求放在自身利益之上 尊重患者的隐私权和自主权 对患者、社会和整体职业形象负责 对不同类型的患者保持相同的反应，不论他们的性别、年龄、文化背景、种族、宗教信仰、伤残程度和性取向差异

表5-6　《中国本科医学教育标准（临床医学专业2016版）》职业素养部分

序号	具体内容
1	能够根据《中国医师道德准则》为所有患者提供人道主义的医疗服务
2	能够了解医疗卫生领域职业精神的内涵，在工作中养成同理心、尊重患者和提供优质服务等行为，树立真诚、正直、团队合作和领导力等素养
3	能够掌握医学伦理学的主要原理，并将其应用于医疗服务中。能够与患者及其家属、同行和其他卫生专业人员等有效地沟通伦理问题
4	能够了解影响医生健康的因素，如疲劳、压力和交叉感染等，并注意在医疗服务中有意识地控制这些因素，同时知晓自身健康对患者可能构成的风险
5	能够了解并遵守医疗行业的基本法律法规和职业道德
6	能够意识到自己专业知识的局限性，尊重其他卫生从业人员，并注重相互合作和学习
7	树立自主学习、终身学习的观念，认识到持续自我完善的重要性，不断追求卓越

表5-7　《中国住院医师培训精英教学医院联盟住院医师核心胜任力框架共识》职业素养部分

能力要求	具体内容
职业道德	遵守法律和行业规范、以患者为中心、尊重患者、家属及其隐私，尊重同事，诚实守信，平等仁爱，廉洁公正
敬业精神	热爱并全心投入医疗事业，服务于患者和社会，具有强烈的责任心和敬业精神
人文素养	具备正直的人格和人文情怀，尊重病人自主权和人格尊严，以同情心和同理心来关爱患者
系统改进能力	具有大局观，熟悉医疗体制及相关的政策、规范及流程，在医疗实践中善于发现现行医疗系统和具体工作流程不完善之处，并提出改进意见

其次，由于职业素养是一种多维度的能力，因此没有一种完美的评价工具能够评价职业素养的所有方面，我们往往需要综合使用多种评价工具。职业素养是一种不断发展变化的能力，不同阶段需要采用不同的评价方法。

再次，我们往往需要通过学生的具体行为来评价职业素养，如果评价标准是抽象的（如诚实），那么在实施这些评价标准时就会很困难。就像我们很难绝对把人分为好人和坏人，面对行为的评价，也很难用抽象的概念二分化。什么样的行为是诚实的，什么样的行为又是不诚实的，每个人可以有不同的理解。

最后，大多数职业素养的评价仅仅关注个人行为，而个人行为往往还受到团队、环境等因素的影响，单纯评价个人行为存在一定的片面性。有专家建议在评价时要从三个层面考虑：①职业素养是个人性格和行为的表现；②职业素养是人际沟通交流的展现；③职业素养也是个人和机构、社会相关联而产生的现象。

三、职业素养的评价工具

在过去30年中，医学教育家开发并测评了很多医学职业素养的评价工具，表5-8总结了文献中常见的评价工具。由于医学职业素养被认为是医学生及医生的核心临床能力之一，类似于其他临床能力评价工具，没有一种工具是完美的，每一种工具都有其不同的侧重点，都有自身的优势和不足。下面分别简单介绍临床教学中常用的医学职业素养评价工具。

表5-8　医学职业素养评价工具

分类	评价工具
观察临床表现	Mini-CEX P-MEX 其他直接观察量表
上级或共事者的观点	临床教师评价报告 同伴互评 MSF
事件报告	学习档案 重大事件报告
模拟考核	SP和OSCE
传统考试	MCQ 主观问答题 论文 反思写作
患者的观点	患者满意度问卷
自我评价	学生自评问卷

注：Mini-CEX（mini-clinical evaluation exercise），迷你临床演练评估；P-MEX（professionalism mini-evaluation exercise），小型职业素养评价测试；MSF（multisource feedback），多渠道反馈；SP（standardized patient），标准化病人；OSCE（objective structured clinical examination），客观结构化临床测试；MCQ（multiple choice question），多项选择题。

1. **反思写作** 反思写作是职业素养教学中常用的教学方法之一，同样，反思写作也可以作为评价工具使用。学生从一个事件中对自己或者他人的行为进行深入思考，并以文字的形式记录下来。反思写作可以总结经验教训，提高自我意识。从某种程度上用反思写作来评价学生的职业素养是有用的，但也有人持反对意见，他们认为学生会在没有真正认识并改变行为的情况下，用所谓正确的语言来完成反思报告。还有人认为学生的写作或语言表达能力会对评估结果产生影响（写作能力强的人会比文笔差的人得到更高的分数）。

2. **标准化病人（SP）和客观结构化临床考试（OSCE）** SP用于教学和评价病史采集和体格检查等临床技能已有多年历史。同样，不论是独立进行还是作为OSCE的一部分，SP也能很好地评价职业素养中的很多要点，尤其是职业素养的重要部分——沟通交流能力，是迄今应用最为广泛的评价工具之一。训练有素的SP能公正地评价学生，标准化的结构适用于对大量学生进行评价。但在评价中，SP和OSCE主要的不足是表演化和不真实感。学生为了达到评分标准往往用程式化的语言和行为应对，而这种"程式化"表现和实际环境中的自然表现存在一定差距。

3. **临床教师的评价报告** 医学生在临床轮转过程中由临床教师出具的评价报告，常常包括了很多和职业素养直接或间接相关的项目，可以是等级评价，也可以是主观文字评价。评价报告由病房或门诊轮转的主治医生负责填写，他们能直接观察到学生与患者以及其他医护互动时的行为，而且有机会在一段时间内（轮转期间）、在不同的临床情境中对学生进行观察和评价。这种评价方式最大的优点是反映真实工作场景，评价实际行为，而且易于收集，但是容易受到光环效应的影响，也就是临床教师在对学生评价时，最初印象往往决定了总体看法。如果老师对学生的最初印象好，会形成"光环"样的"成见"，影响对学生真实品质的判断。另外，临床教师还肩负很多临床职责，使得他们只能利用零散有限的时间对学生进行观察和评价，可能遗漏某些优秀行为或不良行为的观察，导致评价的片面性。

4. **同伴互评** 要求同级别的学生之间进行互相评价称为同伴互评。同伴互评主要有两种类型：评分和提名。评分和临床教师的评价类似，目的是反映学生在同伴眼中的能力如何。提名顾名思义就是让学生选出谁是他们心目中最具职业素养的人，反之亦然。同伴互评最大的好处是同级别的学生朝夕相处，随时随地都是观察同伴行为的最佳角度，尤其是在身边没有老师的时候，学生表现出的行为和态度往往更真实，更能反映实际的职业素养。但是缺点也很明显，学生之间一般都比较抗拒互评这种方式，因为负面的评价结果会影响同学之间的情感。可以采取匿名和保密等方式弥补这一缺点。

5. 多渠道反馈（MSF） 多渠道反馈也称360度评价，是利用学生身边的多重资源对学生进行整体的评估。这些资源包括他们的上级（老师或导师）、同级（同学或同事）、下级（更低年资学生）、其他（如护士、管理人员、患者等）。通过评价结果反馈，提升学生的职业素养能力。MSF非常适用于对在临床轮转的学生进行评价，能有效弥补单由临床教师评价的缺点，它最主要的优势在于能整合不同渠道的评价，增加可信度和权威性。但是采用多名评价者在扩大信息收集范围的同时也将信息、认知、情感等层面干扰评级的影响因素扩大，不能保证信息的准确和公正，MSF经常会出现不同渠道的评价大相径庭的现象。

6. 学习档案 教师评价、同行评价、360度评价都是以观察为基础的评价方法，这些方法强调行为，能够很好地评判最佳和最差表现的个人。但是行为评价并不关注动机或内心感受。评价者对学生的动机和内心感受可能并不了解，也难以评价，然而这些内因对于职业素养的培养至关重要。学习档案让学生自主记录各种教育过程和教育结果，是职业素养的评价方法之一，更能反映职业素养教育的多面性和经验性。其实前面提到的反思写作也可作为学习档案的一部分。学习档案是对学生的连续评价，不仅能评价学习的深度，还能评价学习的广度。学生通过经验的积累和反思，促进更深入持久的学习，实现从理论到实践再到理论的过程。但是学习档案的评价信度较低，需要阅读档案的评价者对评价标准的理解相近。为发挥学习档案的反馈作用，也需要经验更为丰富的评价教师。

7. 重大事件报告 重大事件报告是用于记录学生出现严重职业素养缺陷的行为，比如责任心缺失、重大诚信问题、严重人际沟通障碍等，主要用于发现问题学生。它的意义在于完善评价系统，不适用于绝大多数学生，故不能单一使用。

8. 小型职业素养评价测试（P-MEX） P-MEX是麦吉尔大学和美国内科医学委员会（ABIM）开发的关注医学生及住院医师职业素养的评价工具，它是迷你临床演练评估（Mini-CEX）的一种。Mini-CEX评价表格包括患者问诊、查体、临床思维、沟通交流等方面，重点在于评价学生的全面临床能力。而P-MEX仅仅关注与职业素养有关的行为，比如医患沟通能力、尊重患者隐私、合理利用医疗资源、与同事互相尊重、自我提升知识技能等（表5-9）。P-MEX可灵活应用于学生所在的不同临床工作环境中，真实考察学生在实际工作中展示的职业素养，学生甚至可以自主选择自己被考察的时间或事件。教师也可以通过多次评价提高评价信度。和Mini-CEX一样，P-MEX也包括对学生的即时反馈，达到不断改进的形成性评价目的。但P-MEX也有一定的不足，评价表格和反馈一定程度上增加了评价者和整个系统的工作负担，限制了它的可行性。

表5-9　小型职业素养评价表格

评价者：_____

学生姓名及年资：_____

评价条目	不能接受	无法判断	低于预期	达到预期	超出预期
1. 主动倾听患者诉求					
2. 对患者表示关心					
3. 对患者表示尊重					
4. 发现并满足患者的需求					
5. 接受不便以满足患者的需求					
6. 确保始终如一地诊治患者					
7. 为患者或家属争取利益					
8. 表现出对局限性的认识					
9. 敢于承认错误或疏忽					
10. 征求反馈意见					
11. 接受反馈意见					
12. 与患者/同事保持恰当的距离					
13. 在困境中保持镇静					
14. 外表得体					
15. 守时					
16. 完成任务可靠					
17. 努力提升知识和技能					
18. 让患者和同事随时能找到自己					
19. 尊重同事					
20. 避免不敬的语言					
21. 帮助有需求的同事					
22. 保护患者隐私					
23. 合理利用医疗资源					
24. 遵守系统规则和流程					

整体评价

根据乔治·米勒（George Miller）提出的临床能力评估金字塔模型，不同评估工具对应的能力分级如图5-5所示。由于职业素养的复杂性，我们不可能采用某一种工具对它作出合适的测量，推荐在不同情况下根据不同的评价目的使用不同的评估工具。对于完整的项目或者系统，应多种工具联合应用，有助于补偿因使用单一工具所产生的缺陷。并且要注重形成性评价，应用评价结果提供反馈，让学生在学习中及时采取补救措施改进职业行为。

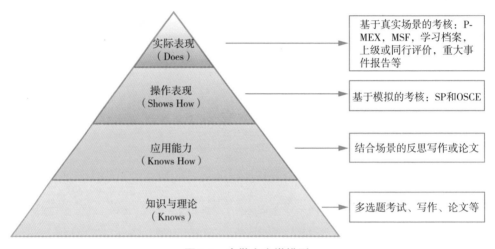

图5-5　米勒金字塔模型

四、结语

职业素养评价是医学教育实践的重要内容，只有了解医学教育所期待的目标，了解本机构医学职业素养的内涵和结构，才能合理运用评价工具进行评估。和其他能力评估策略相同，职业素养评估不适用单一的方法，而是应综合应用多种方法，从不同的职业素养目标和不同的侧重点进行全面的评估。

（黄晓明）

参 考 文 献

［1］ABIM Foundation，ACP-ASIM. Foundation，European：Federation of Internal Medicine. Medical professionalism in the new millennium：a physician charter［J］. Ann Intern Med，2002，136（3）：243-246.

［2］孔祥金，杜治政，赵明杰，等. 医学专业精神的核心：医师职业责任感——全国10城市

4000 名住院患者问卷调查研究报告之二 ［J］. 医学与哲学：人文社会医学版，2011，32（3）：10-15.

［3］Hickson G B，Pichert J W，Webb L E，et al. A Complementary Approach to Promoting Professionalism：Identifying，Measuring，and Addressing Unprofessional Behaviors ［J］. Acad Med，2007，82（11）：1040-1048.

［4］Zwack J，Schweitzer J. If every fifth physician is affected by burnout，what about the other four? Resilience strategies of experienced physicians ［J］. Acad Med，2013，88（3）：382-389.

［5］Hafferty F W，Franks R. The hidden curriculum，ethics teaching，and the structure of medical education ［J］. Acad Med，1994，69（11）：861-871.

［6］sullivan H O，Mook W V，Fewtrell R，et al. Integrating professionalism into the curriculum：AMEE Guide No. 61 ［J］. Med Teach，2012，34（2）：e64-e77.

［7］焦洋，杨萍，曾学军，等. 北京协和医学院培养医学生临床职业素养及自主学习能力的探索 ［J］. 医学教育管理，2019，5（5）：393-397.

［8］Cruess S R，Cruess R L，Steinert Y. editor，Teaching Medical Professionalism. The cognitive base of professionalism ［M］. 2009.

［9］Sox H C. The ethical foundations of professionalism：a sociologic history ［J］. Chest，2007，131（5）：1532-1540.

［10］Board S. Medical professionalism in society ［J］. N Engl J Med，1999，341：1612-1616.

［11］Ham C，Alberti K. The medical profession，the public，and the government ［J］. BMJ，2002，324（7341）：838-842.

［12］Lucey C，Souba W. Perspective：The Problem With the Problem of Professionalism ［J］. Acad Med，2010，85（6）.

［13］Wu H，Liu L，Wang Y，et al. Factors associated with burnout among Chinese hospital doctors：a cross-sectional study ［J］. BMC Public Health，2013，13：786.

［14］Birden H，Glass N，Wilson I，et al. Defining professionalism in medical education：a systematic review ［J］. Med Teach，2014，36（1）：47-61.

［15］Lesser C S，Lucey C R，Egener B，et al. A behavioral and systems view of professionalism ［J］. JAMA，2010，304（24）：2732-2737.

［16］Gordon J. Fostering students' personal and professional development in medicine：a new framework for PPD ［J］. Med Educ，2003，37（4）：341-349.

［17］Kolb D A. Experiential learning：Experience as the source of learning and development ［M］. FT press，2014.

［18］Vygotsky L. Interaction between learning and development ［J］. Mind and Society. 1978，23（3）：79-91.

［19］Batalden P，Leach D，Swing S，et al. General competencies and accreditation in graduate medical education ［J］. Health Aff（Millwood），2002，21（5）：103-111.

［20］Ericsson K A. Deliberate practice and the acquisition and maintenance of expert performance in medicine and related domains [J]. Acad Med, 2004, 79 (10 Suppl): S70-S81.

[21] Kolb DA, Boyatzis RE, Mainemelis C. Experiential learning theory: Previous research and new directions [M]. New York: Routledge, 2014: 227-248.

[22] Rogoff B. Observing sociocultural activity on three planes: Participatory appropriation, guided participation, and apprenticeship [M]. London: SAGE Publication, 2008: 58-74.

[23] Maudsley G, Strivens J. Promoting professional knowledge, experiential learning and critical thinking for medical students [J]. Med Educ, 2000, 34 (7): 535-544.

[24] Lave J, Wenger E. Situated learning: Legitimate peripheral participation [M]. Cambridge: Cambridge university press, 1991.

[25] Wenger E. Communities of practice: Learning, meaning, and identity [M]. Cambridge: Cambridge university press, 1999.

[26] Freedman A, Adam C. Learning to Write Professionally: "Situated Learning" and the Transition from University to Professional Discourse [J]. J Bus Tech Commun, 1996, 10 (4): 395-427.

[27] 温迪·莱文森, 施弗拉·金斯伯格, 弗雷德里克·哈佛提, 等. 领悟医学职业素养方法技巧案例 [M]. 潘慧, 罗林枝, 赵峻, 等, 译. 北京: 中国协和医科大学出版社, 2016.

[28] Wear D, Skillicorn J. Hidden in plain sight: the formal, informal, and hidden curricula of a psychiatry clerkship [J]. Acad Med, 2009, 84 (4): 451-458.

[29] Doja A, Bould M D, Clarkin C, et al. The hidden and informal curriculum across the continuum of training: A cross-sectional qualitative study [J]. Med Teach, 2016, 38 (4): 410-418.

[30] Cruess R, Cruess S, Steinet Y. Teaching Medical Professionalism [M]. Cambridge: Cambridge university press, 2009.

[31] Thomas P, Kern D, Hughes M, et al. Curriculum Development For Medical Education: A Six-step Approach [M]. Baltimore: Johns Hopkins University Press, 2016.

[32] Hillis D J, Grigg M J. Professionalism and the role of medical colleges [J]. Surgeon, 2015, 13 (5): 292-299.

[33] Birden H, Glass N, Wilson I, et al. Teaching professionalism in medical education: A Best Evidence Medical Education (BEME) systematic review. BEME Guide No. 25 [J]. Med Teach, 2013, 35 (7): e1252-e1266.

[34] Wear D, Castellani B. The Development of Professionalism: Curriculum Matters [J]. Acad Med, 2000, 75 (6): 602-611.

[35] Al-Eraky M M. Twelve Tips for teaching medical professionalism at all levels of medical education [J]. Med Teach, 2015, 37 (11): 1018-1025.

[36] 焦洋, 杨萍, 曾学军, 等. 北京协和医学院培养医学生临床职业素养及自主学习能力的探索 [J]. 医学教育管理, 2019, 5 (5): 393-397.

[37] 缪建春, 王琦琦, 黄晓明, 等. 医学生临床见习前情境教学的实践探讨 [J]. 中华医学

教育探索杂志，2015，（3）：298-300，301.

［38］辛哲梅，赵祎琪，孔祥怡，等. 中美医学生职业素养教育现状的比较［J］. 医学与哲学，2015，36（3）：80-82，86.

［39］王玉云. 高等医学院校隐性课程建设研究［D］. 湖南：中南大学，2006.

［40］俞家华，刘芬菊. 高等医学院校隐性课程评价体系构建的思考［J］. 中国医学伦理学，2013，26（5）：647-648.

［41］杨兴辰，许苹，李冉，等. 医学院校本科生隐性课程体系的构建与实施［J］. 中国当代医药，2015（15）：144-146，149.

［42］赵峻，李佳宁，潘慧，等. 以名义团体技巧探讨护理人员眼中的医生职业素养［J］. 基础医学与临床，2016，36（4）：566-569.

［43］焦洋，沈敏，黄晓明，等. 北京协和医学院八年制医学本科生教学活动"老总下午茶"实施效果初步评估［J］. 基础医学与临床，2019，39（6）：921-924.

［44］张之南. 治学与从业：一名协和老医生的体会［M］. 北京：中国协和医科大学出版社，2007.

［45］约翰·登特，罗纳德·哈登，丹·亨特，等. 医学教师必读-实用教学指导［M］. 程伯基，译. 北京：北京大学医学出版社，2012.

［46］Lynch D C，Surdyk P M，Eiser A R. Assessing professionalism：a review of the literature［J］. Med Teach，2004，26（4）：366-373.

［47］Goldie J. Assessment of professionalism：a consolidation of current thinking［J］. Med Teach，2013，35（2）：e952-e956.

［48］Tay K T，Ng S，Hee J M，et al. Assessing Professionalism in Medicine-A Scoping Review of Assessment Tools from 1990 to 2018［J］. J Med Educ Curric Dev，2020，16（7）：2382120520955159.

［49］Li H，Ding N，Zhang Y，et al. Assessing medical professionalism：A systematic review of instruments and their measurement properties［J］. PLoS One，2017，12（5）：e0177321.

［50］Cruess R，Mcilroy J H，Cruess S，et al. The Professionalism Mini-evaluation Exercise：a preliminary investigation［J］. Acad Med，2006，81（10 Suppl）：S74-S78.